MON CAHIER BRÛLE-GRAISSE

MARIE-LAURE ANDRÉ

ILLUSTRATIONS : ISABELLE MAROGER
ET MADEMOISELLE ÈVE

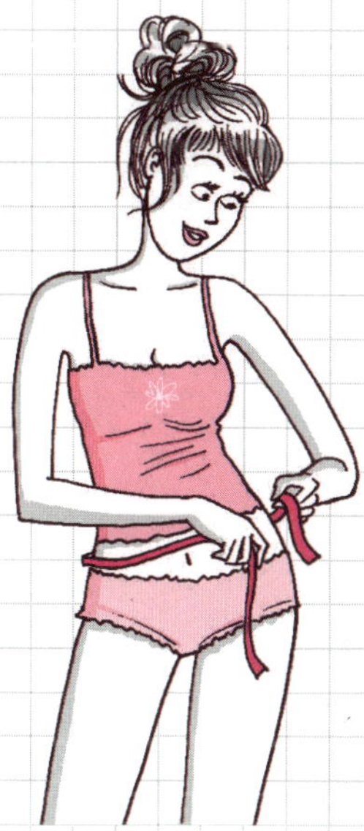

SOLAR
EDITIONS

SOMMAIRE

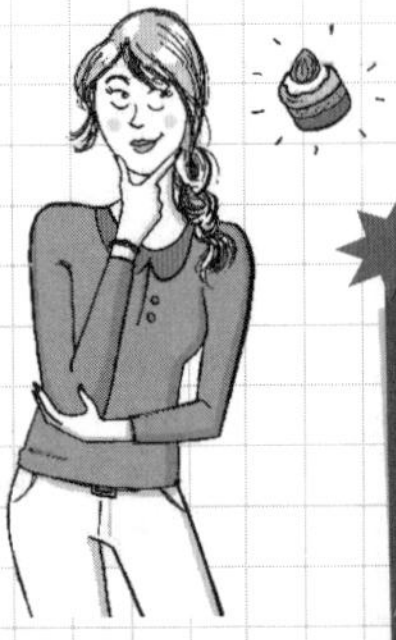

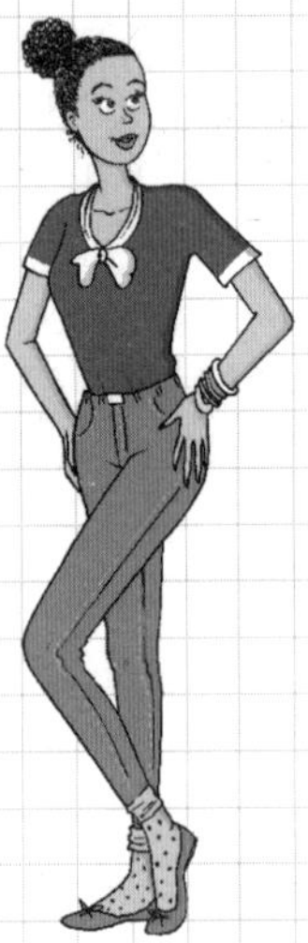

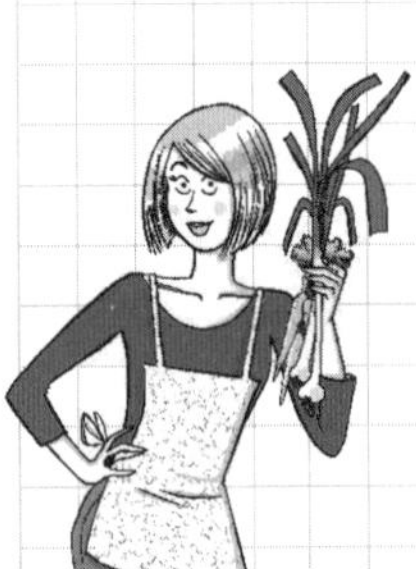

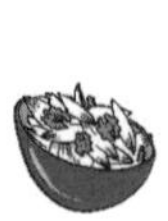

Introduction

Les occasions de bien manger ponctuent les années pour notre plus grand bonheur : les sorties entre amis, l'anniversaire du petit dernier, les fêtes de Noël, la Saint-Sylvestre, la galette des rois, la Chandeleur, les repas d'affaires… Mais elles laissent aussi des traces disgracieuses sur notre silhouette… Résultat : les kilos en trop sont là, et vous aimeriez bien vous en débarrasser au plus vite ! Hop, un petit coup de baguette magique et voilà… Hélas, ça ne fonctionne pas ainsi.

Alors, en entamant un régime alimentaire, peut-être pensez-vous qu'il vous faudra manger beaucoup moins ? Voire vous affamer ? Ou compter chaque calorie et peser chaque aliment sur la balance ? Eh bien, non, rassurez-vous ! Si le mot « régime » vous déprime, si vous lorgnez sur une tablette de chocolat dès que vous entamez votre première journée de restriction calorique, alors suivez mes conseils : je vous propose une alternative originale qui a fait ses preuves : un programme brûle-graisse ultra-efficace qui utilise les index glycémiques (IG) bas. Il s'agit d'une méthode très simple et facile à appliquer au quotidien, d'autant plus que je vous accompagne, tel un véritable coach, pour vous guider et vous motiver pendant 4 semaines : c'est le temps qu'il faut pour mettre en place de bonnes habitudes qui s'inscriront ensuite dans votre quotidien de manière durable.

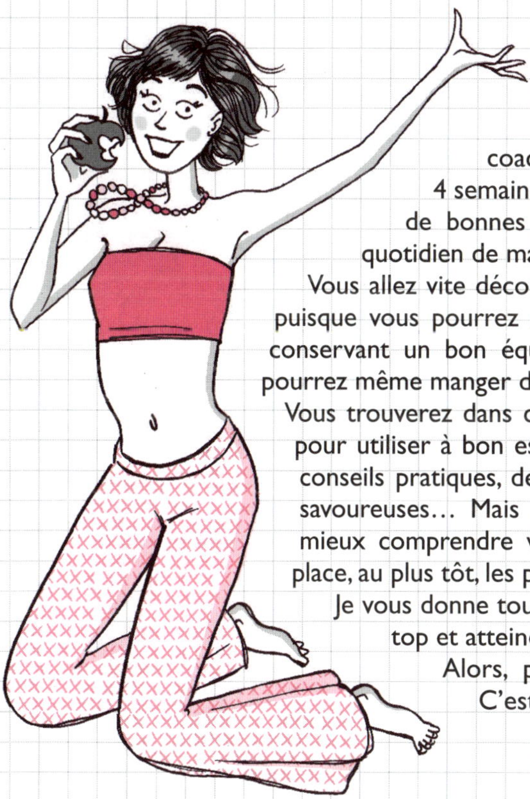

Vous allez vite découvrir à quel point cette méthode est attrayante puisque vous pourrez manger à satiété (terminées, les fringales !) en conservant un bon équilibre alimentaire (le tonus en plus), et vous pourrez même manger du chocolat (et rester zen) !

Vous trouverez dans ce cahier ultra-pratique tout ce qu'il faut savoir pour utiliser à bon escient les index glycémiques bas : de nombreux conseils pratiques, des astuces, des menus et des recettes vraiment savoureuses… Mais aussi des tests à compléter vous-même pour mieux comprendre votre comportement alimentaire et mettre en place, au plus tôt, les petits changements qui feront toute la différence.

Je vous donne toutes les clés pour conserver votre motivation au top et atteindre vos objectifs, sans perdre le sourire !

Alors, prêt(e) pour votre programme brûle-graisse ? C'est parti !

Test : Quelles sont mes connaissances sur l'IG ?

Pour commencer, je vous propose le test qui suit, afin d'évaluer vos connaissances sur l'index glycémique (IG).

L'index glycémique permet de classer les aliments en fonction de leur teneur en glucides ?

- ☐ Vrai
- ☐ Faux

Faux : l'index glycémique ne fait pas référence à la quantité de glucides d'un aliment. Elle reflète la capacité d'un aliment à élever la glycémie (taux de sucre dans le sang).

Que sont les glucides ?

- ☐ Des sucres
- ☐ Des graisses

Les glucides sont les « sucres » présents dans les aliments : le lactose (sucre du lait), le saccharose (sucre ordinaire), l'amidon (sucre complexe des céréales)…

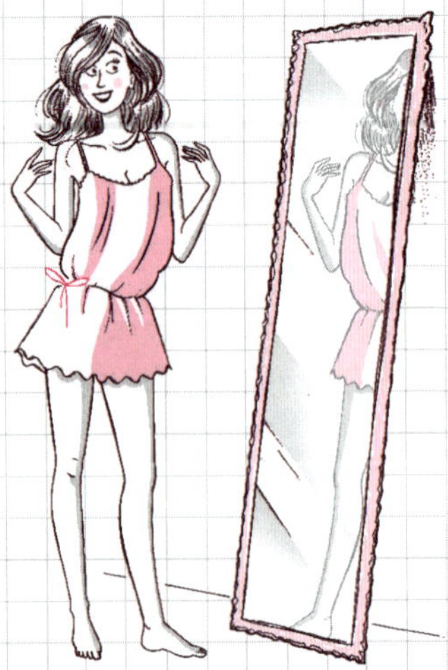

Lequel de ces aliments a l'index glycémique le plus faible ?

- ☐ Les spaghettis
- ☐ La pomme de terre vapeur
- ☐ Le riz blanc

Les spaghettis, surtout s'ils sont cuits *al dente*, ont un IG moyen (45). Les pommes de terre cuites à la vapeur ont un index glycémique très élevé (70), tout comme le riz blanc (70).

Lequel de ces aliments a l'index glycémique le plus élevé ?

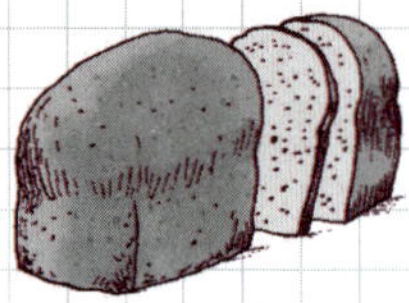

- ☐ Le pain
- ☐ Les corn-flakes
- ☐ Les biscottes

Les corn-flakes, même s'ils sont « sans sucre ajouté », ont un index glycémique plus élevé (IG = 95) que le pain et les biscottes (IG moyen de 70 pour ces deux derniers aliments).

L'index glycémique des pommes de terre frites est d'environ…

- ☐ 70
- ☐ 80
- ☐ 95

L'index glycémique des pommes de terre frites est d'environ 95, ce qui, après le glucose pur, constitue l'index glycémique le plus élevé !

L'index glycémique des lentilles est d'environ…

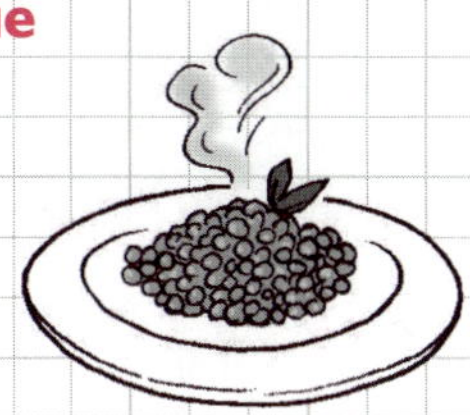

- [ ] 30
- [ ] 50
- [ ] 70

L'index glycémique des lentilles est d'environ 30. Les légumes secs ont globalement un index glycémique bas.

Consommer des aliments à index glycémique élevé favorise le stockage des graisses et donc la prise de poids…

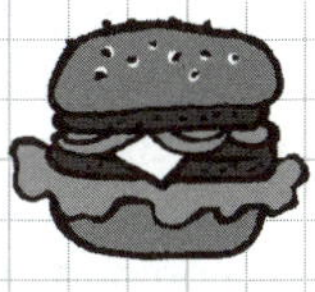

- [ ] Vrai
- [ ] Faux

Vrai : les aliments à index glycémique élevé induisent une sécrétion importante d'insuline par le pancréas. L'insuline est une hormone stimulant la mise en réserve des graisses dans le tissu adipeux, ce qui favorise la prise de poids.

Consommer des aliments à index glycémique faible permet d'être rassasié plus longtemps…

- [ ] Vrai
- [ ] Faux

Vrai : les aliments à index glycémique bas ne provoquent pas d'élévation importante de la glycémie et n'induisent donc pas de sécrétion excessive d'insuline après leur consommation. Ceci permet d'éviter les envies de sucre et les fringales 2 ou 3 heures après le repas.

L'index glycémique est une valeur comprise entre 0 et 100…

- [ ] Vrai
- [ ] Faux

Vrai : en France et en Europe, un index glycémique de référence est attribué au glucose (100) et tous les aliments sont positionnés sur une échelle de 0 à 100, en fonction de leur capacité à élever la glycémie, comparativement au glucose.

Quel aliment sucré parmi les suivants présente l'index glycémique le plus élevé ?

- [ ] Le miel
- [ ] La confiture
- [ ] Le sucre roux

C'est le sucre roux (son IG est de 70), tandis que l'IG du miel est de 60 et celui de la confiture ordinaire d'environ 50.

Les pâtes cuites *al dente* ont un index glycémique plus élevé que les pâtes bien cuites…

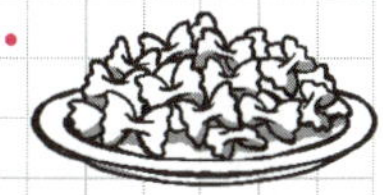

- [ ] Vrai
- [ ] Faux

Faux : les pâtes cuites *al dente* ont un index glycémique plus faible que les pâtes bien cuites.

Qu'est-ce qui fait baisser l'index glycémique d'un repas ?

- [ ] Les protéines
- [ ] Les fibres

Les deux réponses sont correctes ! Les protéines (présentes dans les viandes, poissons, œufs ou fromages) et les fibres (plus particulièrement les fibres solubles) font baisser l'index glycémique d'un repas.

L'index glycémique d'un aliment est stable…

- [ ] Vrai
- [ ] Faux

Faux : l'index glycémique varie en fonction de différents paramètres : le degré de cuisson, la teneur en fibres, le degré de mûrissement…

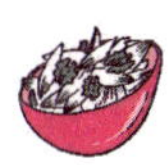

Vous avez fait plusieurs erreurs ? Pas de problème, ce n'est que le début ! Je vous explique tout ce que vous devez savoir sur l'index glycémique dans le chapitre suivant !

Chapitre 1

La nutrition anticellulite : le principe des IG bas

Pour perdre du poids de façon efficace, on peut réduire l'apport énergétique des repas et/ou augmenter les dépenses grâce à l'activité physique : c'est le principe du régime « hypocalorique », qui permet à l'organisme de puiser dans ses réserves pour continuer à fonctionner normalement, d'où une perte de poids rapide.
Mais cette méthode génère souvent des fringales et des compulsions sucrées : il suffit d'être privé d'un aliment… pour en avoir envie, évidemment ! Par ailleurs, on se sent fatigué, voire un peu plus stressé ou à fleur de peau. Heureusement, ce n'est pas la seule façon de perdre du poids…

Quelques notions de nutrition pour commencer

L'approche que je vous propose n'est pas fondée sur le concept du régime hypocalorique. Je préfère utiliser les index glycémiques bas qui permettent à l'organisme de déstocker tout autant – sinon mieux ! – ses réserves graisseuses. Vous n'allez pas vous préoccuper du nombre de calories ingérées : ce qui compte, c'est la qualité de votre alimentation.
Par ailleurs, une calorie avalée n'est pas équivalente à une calorie réellement libérée après le processus de digestion !
Si vous voulez perdre du poids, ce qui importe avant tout, c'est le type de sucres consommés : ceux dont l'IG est élevé stimulent votre appétit jusqu'à vous pousser à manger plus que ce dont votre corps a réellement besoin. Le surplus d'énergie est facilement stocké, ce qui conduit au fil du temps à la prise de poids. Quelques explications s'imposent…

Le saviez-vous ? L'organisme dépense plus d'énergie pour assimiler les protéines comparativement aux graisses et aux sucres !

Les nutriments

Les aliments sont constitués de nutriments : les protides (protéines), les lipides (graisses) et les glucides (sucres). Ces nutriments sont digérés grâce à des enzymes et libèrent ensuite de l'énergie mesurée en kilocalories (ou calories), ce qui permet de satisfaire les besoins de base de l'organisme (respiration, régulation de la température…), ainsi que les besoins liés à l'activité physique et à la croissance chez l'enfant.

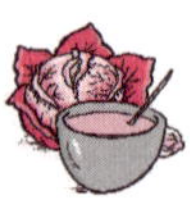

Le rôle des sucres

Voyons ce qu'il se passe pour les glucides : une fois avalés, les glucides sont dégradés en molécules de glucose par les enzymes digestives avant d'être absorbés au niveau de l'intestin grêle. Ce glucose passe ensuite dans le sang, ce qui fait monter la glycémie (le taux de sucre dans le sang).

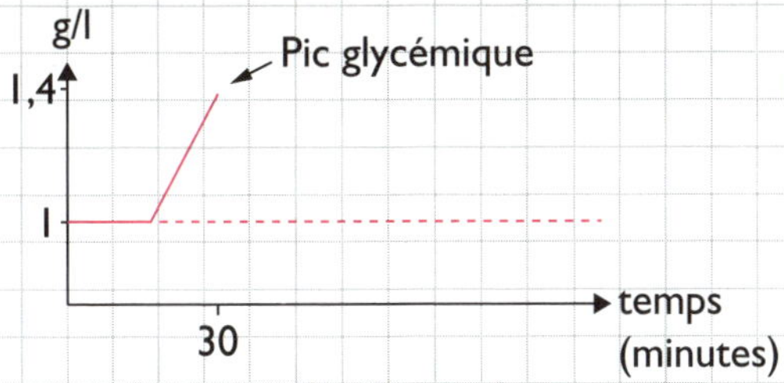

Atteinte du pic glycémique après consommation d'un glucide

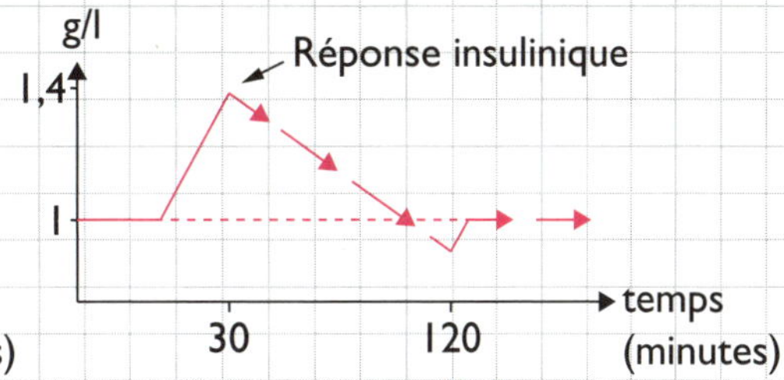

Réponse insulinique

Le pancréas sécrète alors une hormone, l'insuline, dont le rôle est de faire revenir la glycémie à un taux d'environ 1 g/litre. Sans insuline, le glucose ne peut pas être assimilé par les cellules de l'organisme. Le glucose est utilisé comme « carburant » par les muscles et la glycémie revient ainsi progressivement à la normale.

La mesure des glucides : l'index glycémique des aliments

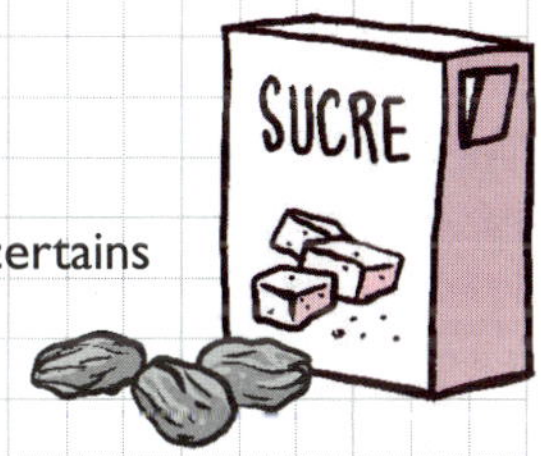

Tous les aliments n'agissent pas de la même façon au niveau sanguin : certains font élever la glycémie de façon importante, d'autres beaucoup moins. L'index glycémique permet de classer les glucides en fonction de leur capacité à élever la glycémie.

En France, un aliment de référence est retenu : le glucose pur. Son index glycémique est arbitrairement fixé à 100. Des mesures sont effectuées pour tous les aliments qui se voient attribuer un index comparativement au glucose. Tous les glucides sont ensuite positionnés sur une échelle allant de 0 à 100, en fonction de la hausse de la glycémie après leur absorption.

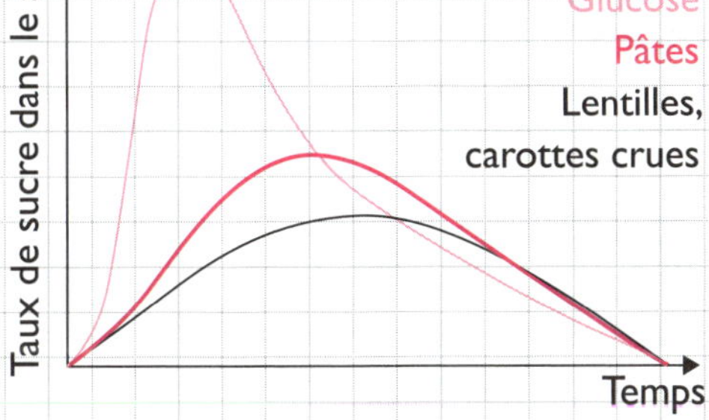

À retenir : l'index glycémique nous renseigne sur la qualité d'un aliment glucidique, non sur la quantité de glucides présents dans l'aliment : plus son IG est élevé, plus il stimule la sécrétion d'insuline.

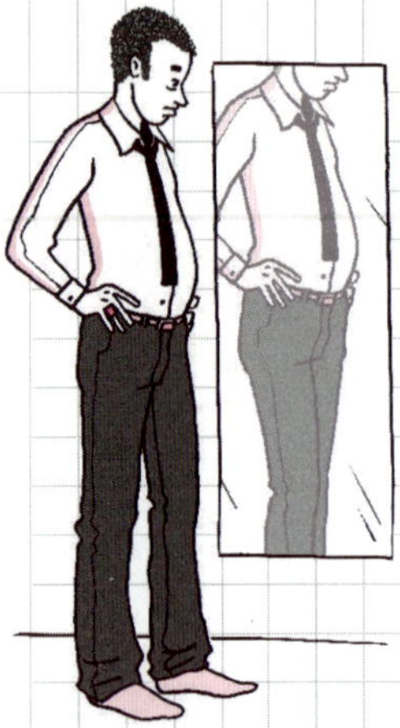

Le glucose peut également être mis en réserve dans le foie sous forme de glycogène, ou encore être transformé en graisse de stockage dans le tissu adipeux. Et c'est là que le processus devient intéressant : lorsque l'on consomme trop souvent et en grande quantité des aliments à index glycémique élevé, le pancréas finit par sécréter trop d'insuline par rapport aux besoins réels. Or, cette hormone est également impliquée dans la mise en réserve des graisses. Sous l'action de l'insuline, la lipolyse, processus qui permet de brûler les graisses, est bloquée ! Les graisses provenant de l'alimentation sont alors stockées sous forme de « triglycérides » dans les réserves graisseuses au lieu d'être utilisées comme carburant. C'est ce mécanisme qui favorise le stockage des graisses et aboutit à la prise de poids sur le long terme…

Vous avez dit « fringales sucrées » ?

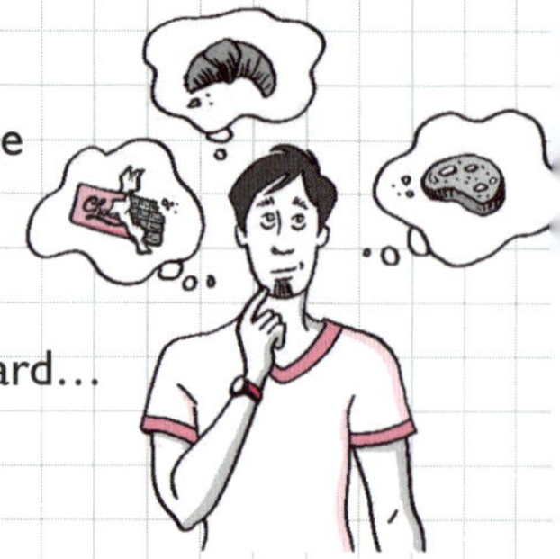

Par ailleurs, le pic d'insuline créé par les aliments à index glycémique élevé est suivi d'une baisse brutale de la glycémie, ce qui entraîne généralement des compulsions sucrées ou de grosses fringales dont on peut difficilement se défaire sans avoir englouti la moitié d'un paquet de biscuits ou la plaquette de chocolat qui traînait dans le placard…

Sucres lents versus sucres rapides : un faux débat

Vous avez certainement déjà entendu parler de la classification des sucres lents et des sucres rapides. Eh bien, sachez que cette classification est complètement erronée ! Pendant longtemps, les glucides ont été classés en deux catégories bien distinctes :

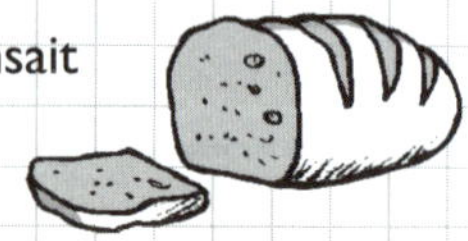

– D'un côté, **les sucres lents**, composés de grosses molécules. On pensait que leur assimilation par l'organisme était lente et progressive.

– De l'autre, **les sucres rapides**. Le délai d'assimilation de ces sucres était jugé plus rapide du fait de la simplicité de leurs molécules.

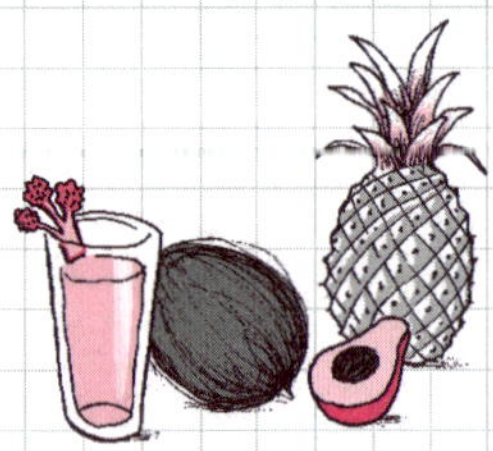

Par exemple, le pain était considéré comme un sucre lent. Or, il s'avère que sa consommation fait fortement élever la glycémie. Inversement, le fructose (sucre présent dans les fruits), considéré auparavant comme un sucre rapide, n'a qu'une faible action sur la glycémie. L'index glycémique est donc une mesure beaucoup plus actuelle et représentative de ce qu'il se passe réellement au niveau sanguin.

L'index glycémique : un moyen plus fiable pour maigrir !

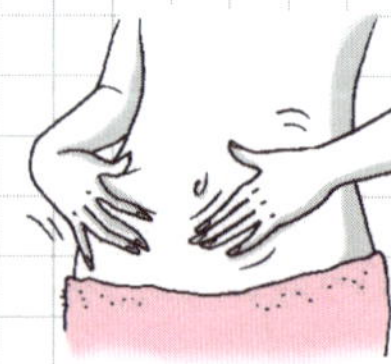

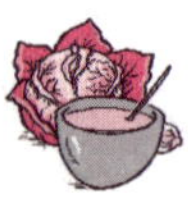

Consommer des aliments à index glycémique bas permet d'obtenir une sécrétion d'insuline modérée, facilitant l'utilisation du glucose sans bloquer la lipolyse. Vous évitez ainsi le stockage des graisses. Mieux : vous mobilisez les graisses de réserve, vous les « brûlez ». Résultat : vous perdez du poids rapidement !

Petit abécédaire pour mieux comprendre l'IG

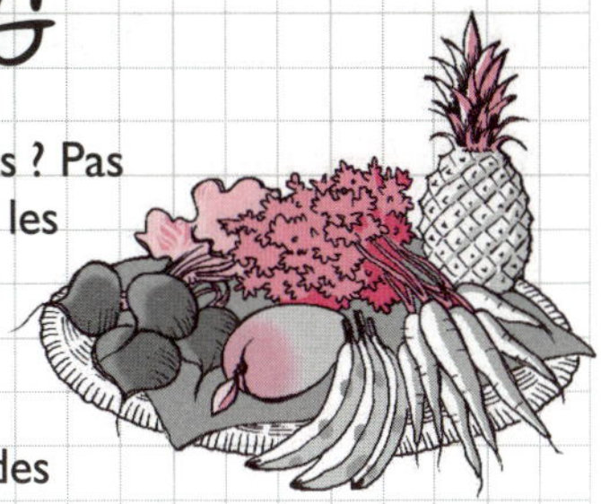

Vous vous sentez perdu(e) dans le jargon des index glycémiques ? Pas de panique ! Je vous propose un petit abécédaire des termes les plus couramment utilisés. Vous allez vite devenir incollable dans ce domaine !

Calorie (ou kilocalorie) : unité de mesure de la valeur énergétique d'un aliment (et accessoirement la bête noire des candidats au régime hypocalorique !).

Fibre insoluble : substance présente dans les céréales et les végétaux (fruits et légumes) contribuant à la régulation du transit intestinal. Constipée, moi ? Jamais !

Fibre soluble : substance présente dans les aliments végétaux (fruits et légumes) jouant un rôle dans l'abaissement de l'index glycémique et dans la sensation de satiété.

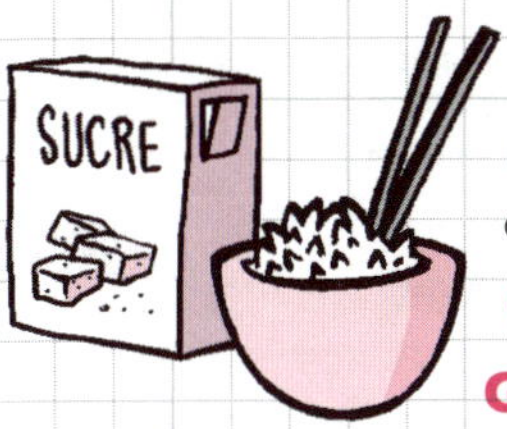

Glucide : terme générique qui correspond à tous les sucres présents dans les aliments, comme le sucre de table (saccharose), le sucre des fruits (fructose), le sucre du lait (lactose), mais aussi les « sucres » du pain ou des céréales (amidon).

Glucose : sucre présent dans le sang issu de la digestion des glucides.

Glycémie : taux de sucre dans le sang, mesuré en grammes par litre.

Graisse insaturée : type de graisse présente dans certains aliments. Ce sont les « bonnes graisses » : elles contribuent à la protection cardio-vasculaire et sont peu stockées par l'organisme dans le cadre d'une consommation raisonnable (j'ai bien dit « raisonnable » !).

Graisse saturée : type de graisse présente dans certains aliments qui contribue à l'apparition des maladies cardio-vasculaires et qui s'accumule facilement en petits bourrelets sous la peau. Vous voyez ce que je veux dire ?

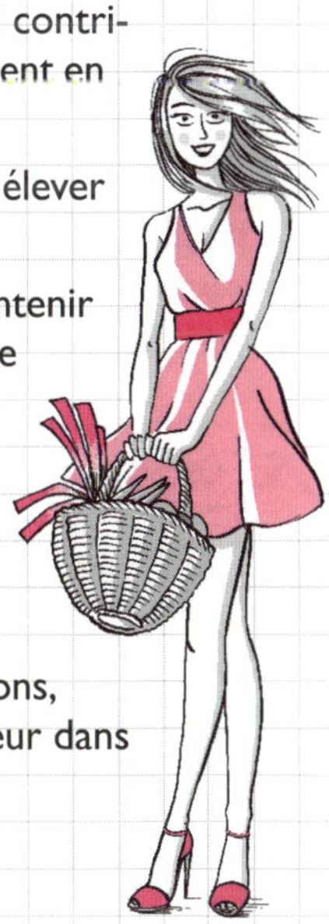

Index glycémique : valeur mesurant la capacité d'un aliment donné à élever la glycémie.

Insuline : hormone sécrétée par le pancréas dont le rôle est de maintenir la glycémie aux alentours de 1 g/l et, accessoirement, favorisant la prise de poids par stockage des graisses !

Lipide : graisse végétale ou animale ayant un rôle essentiellement énergétique dans l'organisme. Les excès sont stockés comme graisses de réserve (qui peuvent être utiles en vue d'une éventuelle hibernation, mais si ce n'est pas votre objectif…).

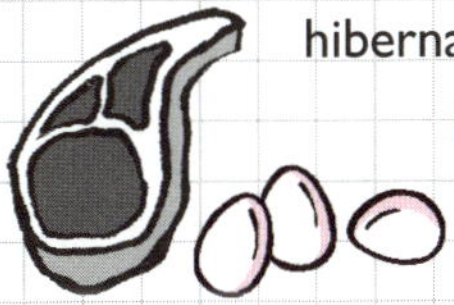

Protéine : nutriment présent dans les viandes, poissons, œufs, produits laitiers et céréales, ayant un rôle bâtisseur dans l'organisme, telles les briques d'une maison.

Les IG bas, comment ça marche ?

Nous arrivons dans le cœur du programme : comment faire en pratique ? C'est très simple : il vous suffit de piocher à chaque repas dans la liste des aliments à index glycémique bas ou moyen présentée dans les pages suivantes.

Je repère l'IG des aliments dans un classement

Plusieurs classifications existent pour distinguer les index glycémiques « bas », « moyens », « élevés » ou « très élevés ». Pour déstocker les graisses de réserve et perdre du poids, je vous propose la classification suivante :

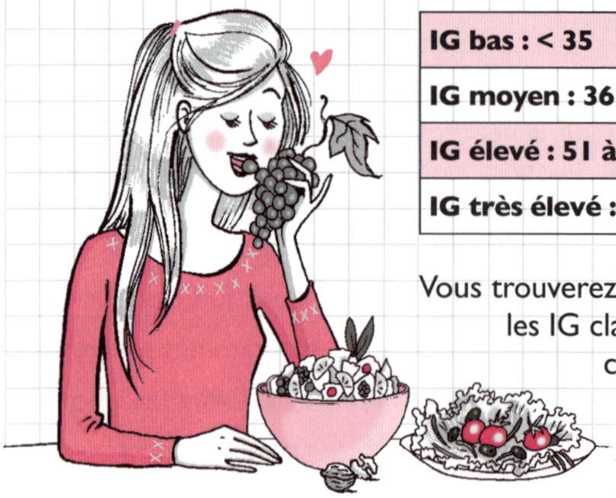

IG bas : < 35
IG moyen : 36 à 50
IG élevé : 51 à 70
IG très élevé : > 70

Peut-on manger à volonté des aliments à l'IG nul ?
Réponse : non ! Les aliments dont l'IG est nul ne contiennent pas de glucides (viandes, charcuteries, volailles, produits de la mer, œufs, fromages et matières grasses), mais il faut savoir rester raisonnable sur les quantités car certains d'entre eux sont riches en graisses !

Vous trouverez en un clin d'œil, dans les pages suivantes, tous les IG classés des principaux aliments et ingrédients de cuisine, afin de faire vos choix selon vos goûts et de composer facilement vos menus.

- **Pendant la première semaine de votre programme brûle-graisse**, vous choisirez des aliments à IG bas afin de limiter autant que possible les pics de sécrétion d'insuline, ce qui agira comme un « starter » à votre perte de poids.

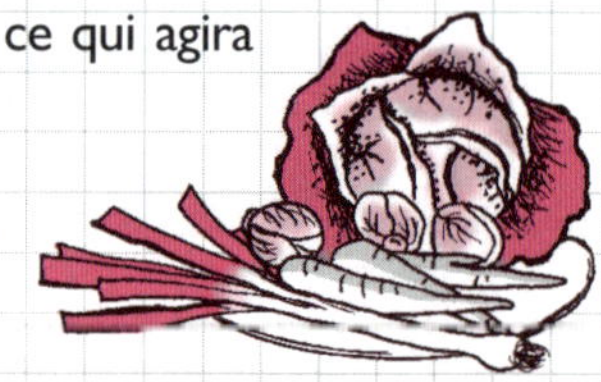

- **À partir de la deuxième semaine du programme**, vous pourrez intégrer des aliments à IG moyen pour continuer à perdre du poids tout en douceur.

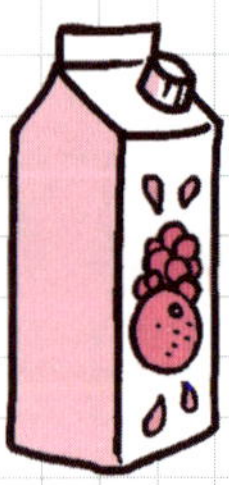

- **Quand vous serez arrivé(e) au stade de stabilisation**, les aliments à IG élevé seront à consommer de façon plus occasionnelle, en particulier lors de cette phase. Mais nous y reviendrons un peu plus tard.

Bien évidemment, puisque l'objectif de votre programme est de déstocker les graisses, il faudra aussi veiller à éviter les aliments riches en graisses saturées, ces fameuses graisses qui viennent se loger dans les petits capitons et laissent des traces disgracieuses sur la silhouette !

Les IG en un coup d'œil

IG bas (< 35)	IG moyen (compris entre 36 et 50)
Abricot sec Amandes Avocat Banane verte Baies rouges : framboises, fraises, mûres, groseilles, cassis, myrtilles… Cacao sans sucre Céréales germées Chocolat noir à 70 % de cacao Compotes de fruits sans sucre ajouté Coulis de tomate Fromages, fromage blanc, faisselle Fructose en poudre Fruits frais : pomme, poire, orange… sauf melon, abricot, litchi, figue, pastèque, banane mûre Lait de soja sans sucre ajouté Lait de vache Légumes frais : artichaut, poireau, chou, courgette… sauf potiron, carotte cuite, betterave cuite, panais Légumes secs : lentilles, flageolets, pois chiches, haricots rouges, blancs, noirs… Matières grasses : huile, beurre, crème Moutarde Noix, noix de coco et noisettes Œufs Olives Orge mondé et perlé Pain Essène® (pain de céréales germées) Poissons et produits de la mer Quinoa cuit *al dente* Sirop d'agave Son de blé et d'avoine Sucre de coco Tofu/soja Tomate Vermicelles de blé Vermicelles de soja Viandes et volailles Yaourt nature Wasa® fibres	Abricot Banane bien mûre Blé type Ebly® Boulgour complet Carotte cuite Céréales de type All-Bran® Cidre Compote de fruits allégée en sucre Coquillettes complètes Épeautre intégral (farine et grains) Farine de blé intégrale (type 150) Farine de Kamut® intégrale Fèves crues Figue sèche Fruits au sirop : abricot, ananas, poire… Kaki Kamut® (farine et grains) Jus de fruits sans sucre ajouté (ananas, orange, pamplemousse, pomme, raisin) Lait de coco Litchi Macaronis complets Müesli complet sans sucre ajouté Pain azyme à la farine intégrale Pain de Kamut® Pain d'épeautre intégral Pain intégral au levain Pain Pumpernickel® (pain noir allemand) Patate douce Petits pois en conserve Pruneau Raisin Riz sauvage Sarrasin (farine et grains) Semoule complète Spaghettis cuits *al dente* Riz basmati complet Wasa® léger

Pour faciliter vos choix, les aliments riches en graisses saturées sont signalés grâce au symbole suivant : Bannissez-les !

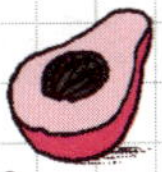
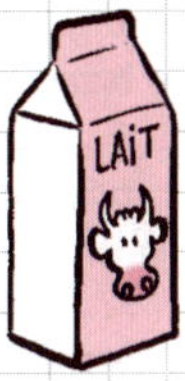

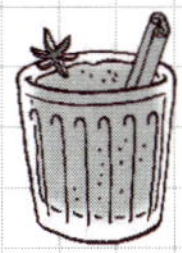
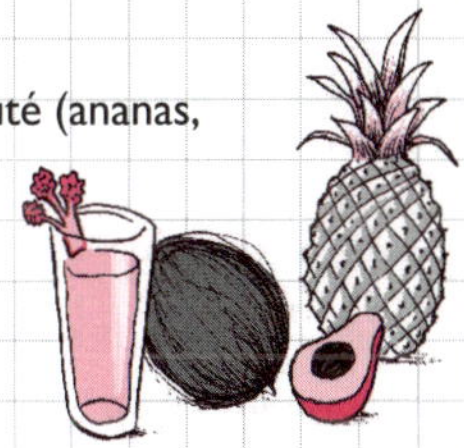
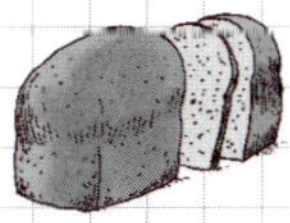
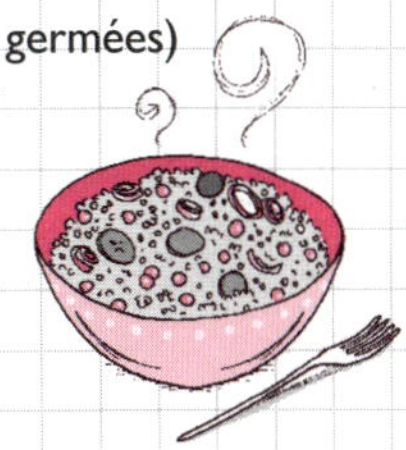
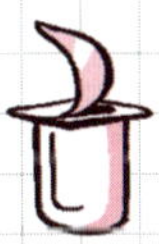
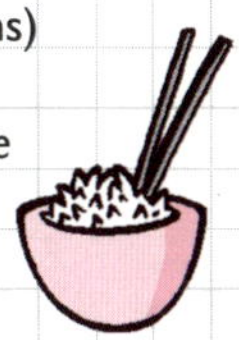
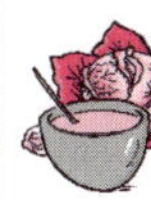

IG élevé (compris entre 51 et 70)	IG très élevé (> 70)
Amarante Betterave cuite Biscuits sablés Céréales du petit déjeuner, nature, au miel, au chocolat Châtaignes Chips Crème glacée Croissant Dattes Farine de blé complète (type 110) Fèves cuites Flocons d'avoine Galettes de riz Ketchup® Maïs en grains Mangue Manioc Melon Miel Nèfles Nouilles Nouilles de riz Pain azyme Pain au chocolat Pain au lait Pain complet Papaye Pâtes à lasagnes Pizza Raisins secs Raviolis Riz basmati blanc Riz complet Riz de Camargue blanc Riz rouge Semoule de couscous Sirop d'érable Sorbets Tagliatelles bien cuites	Bagel Baguette blanche Banane plantain Barres chocolatées Bière Biscottes ordinaires Biscuits classiques Brioche Citrouille Farine de blé blanche (type 55) Fécule de pomme de terre Frites Glucose Gnocchis Maïzena® Millet Navet cuit Pain blanc sans gluten Pain de mie très blanc Pain pour hamburger Panais Pastèque Pilpil de blé Polenta Pomme de terre cuite à l'eau, à la vapeur et au four Pop-corn salé/sucré Potiron Purée de pommes de terre « maison » Purée à base de flocons Riz à cuisson rapide Riz au lait (sucré) Riz blanc standard Riz parfumé au jasmin Sirop de glucose Sirop de maïs Sirop de blé Sucre de table (poudre/morceaux) Sucre roux Tacos Tapioca

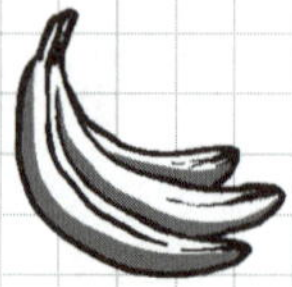
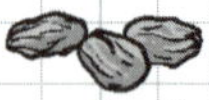
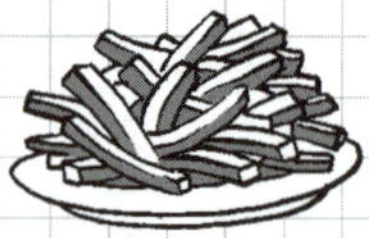
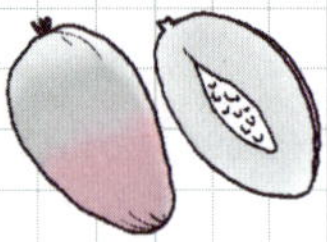
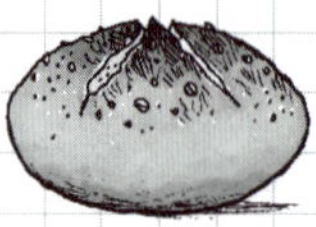
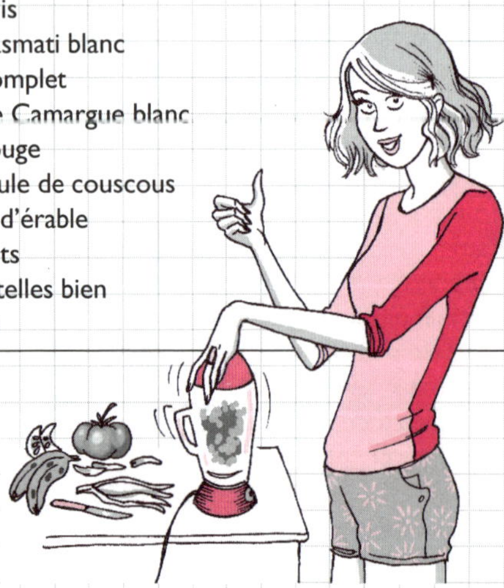
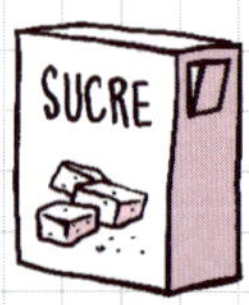

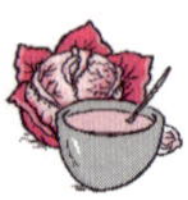

Test : Comment je m'alimente ?

Après avoir bien repéré les index glycémiques des aliments, vous allez commencer par analyser votre alimentation en complétant ce petit questionnaire. Cela vous permettra de mieux cibler vos habitudes alimentaires (qui laissent peut-être à désirer depuis de longues années…), et de mettre le doigt sur vos faiblesses ! Allez, courage : reconnaître vos petits défauts, ce sera le premier pas vers le grand changement que vous désirez !

Vous mangez des légumes (soupe, salade, crudités, légumes cuits)…

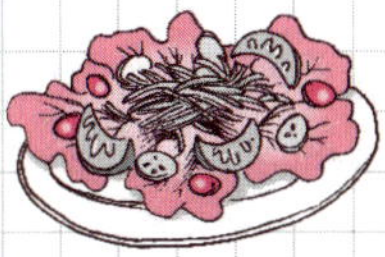

- ♦ Midi et soir
- ● 1 fois par jour
- ▲ Pas souvent !

Vous buvez vos boissons chaudes (café, thé, infusion)…

- ▲ Avec au moins 2 sucres
- ● Avec 1 sucre maximum
- ♦ Sans sucre

Vous buvez des boissons sucrées (soda, jus de fruits sucré, sirop + eau)…

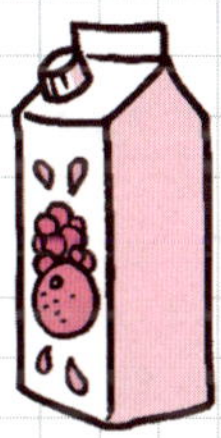

- ▲ Tous les jours
- ● 2 à 3 fois par semaine
- ♦ 1 fois par semaine maximum

Vous mangez des biscuits sucrés, des pâtisseries ou des viennoiseries…

- ▲ Hum, tous les jours…
- ● 2 à 3 fois par semaine
- ♦ Pas souvent

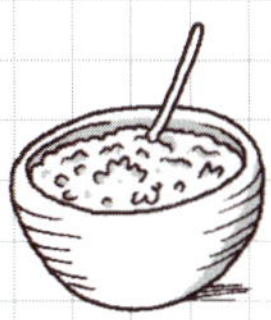

Au petit déjeuner, vous préférez manger…

- ▲ Du pain blanc, des biscottes ou des céréales
- ● Des biscuits spécial « petit déjeuner »
- ♦ Du pain complet ou intégral

À table, vous accompagnez votre repas de pain…

- ▲ Baguette ou de pain de mie
- ● De campagne
- ♦ Complet ou au levain

Vous mangez des sucreries (bonbons, caramels, snacks sucrés)…

- ▲ Tous les jours !
- ● 1 à 2 fois par semaine
- ♦ Pas souvent

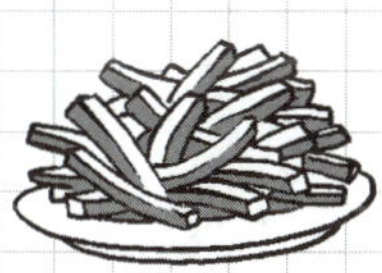

Vous mangez des pommes de terre (vapeur, frites, au four)…

- ▲ Tous les jours ou presque
- ● 1 à 2 fois par semaine
- ♦ Pas souvent

Vous mangez des légumes secs (lentilles, flageolets, pois chiches, haricots secs)…

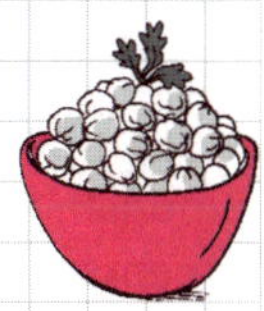

- ♦ Plusieurs fois par semaine
- ● 1 fois par semaine maximum
- ▲ Pas souvent

Vous préférez manger des pâtes…

- ▲ Bien cuites
- ● Ordinaires *al dente*
- ♦ Complètes *al dente*

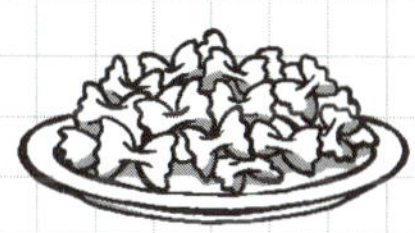

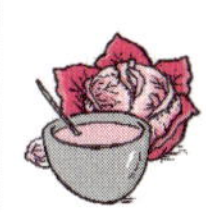

Vous aimez manger plutôt du riz...

- ▲ Blanc de Camargue
- ● Complet de Camargue
- ♦ Basmati complet

En dessert, vous préférez la saveur...

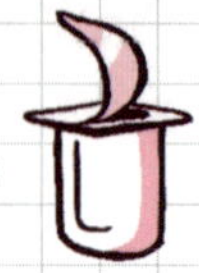

- ▲ D'une glace
- ♦ D'un laitage nature
- ● D'un laitage sucré

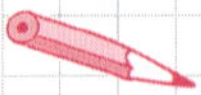

Faites vos comptes !

▲	●	♦

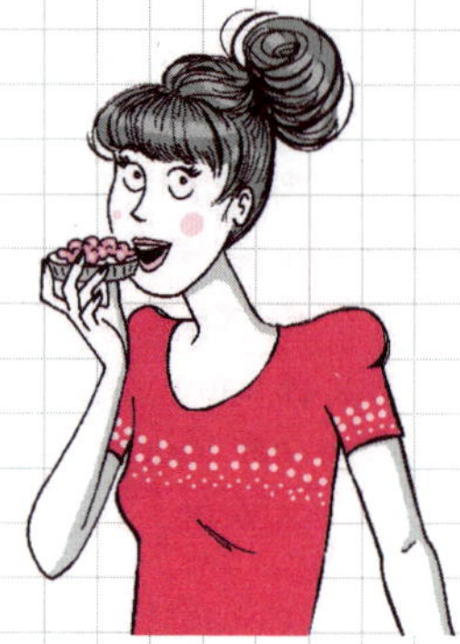

Vous avez une majorité de ▲ : *Vous êtes plutôt « bec sucré »*

Oh là là ! Vous consommez beaucoup d'aliments à index glycémique élevé, ce qui peut expliquer vos rondeurs ! Vous êtes sans doute un « bec sucré » et aimez de préférence des aliments raffinés (pâtes et pain blanc, riz blanc…). Le programme brûle-graisse qui vous est proposé vous sera grandement profitable et les résultats en termes de perte de poids seront certainement visibles dès la première semaine ! À vos index !

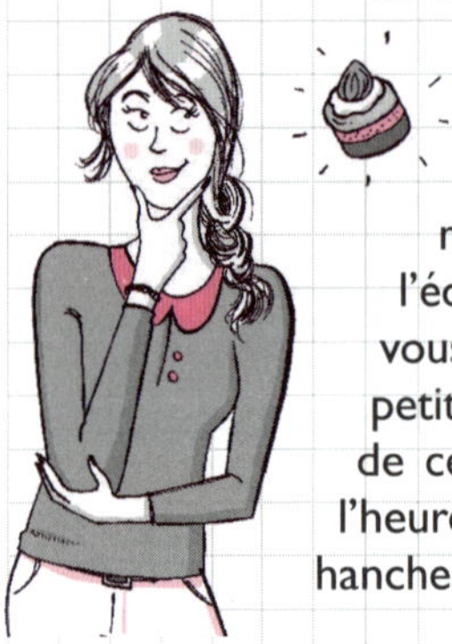

Vous avez une majorité de ● : *Vous êtes plutôt « gourmand(e) et raffiné(e) »*

Vous mangez régulièrement des aliments à index glycémique élevé mais vos excès ne sont pas flagrants. Vous êtes peut-être sensible à l'équilibre alimentaire et évitez de consommer trop de sucreries mais vous n'avez sans doute pas toujours le temps de cuisiner… Et puis, une petite douceur de temps en temps, difficile de refuser ! Quelques semaines de ce programme brûle-graisse permettront de remettre les pendules à l'heure et de vous attaquer aux graisses qui sont venues se loger sur vos hanches ou sur vos cuisses ! Un autre « vous » va bientôt apparaître !

Vous avez une majorité de ♦ : *Vous êtes plutôt « équilibré(e) »*

Bravo ! Votre alimentation est globalement composée d'aliments à index glycémique bas ou moyen. Vous consommez des légumes quotidiennement et n'êtes pas spécialement attiré(e) par les aliments sucrés. Le programme que je vous propose de suivre est dans la lignée de ce que vous faites déjà, mais avec des astuces et des conseils pour réduire encore l'IG de vos repas et perdre du poids… durablement !

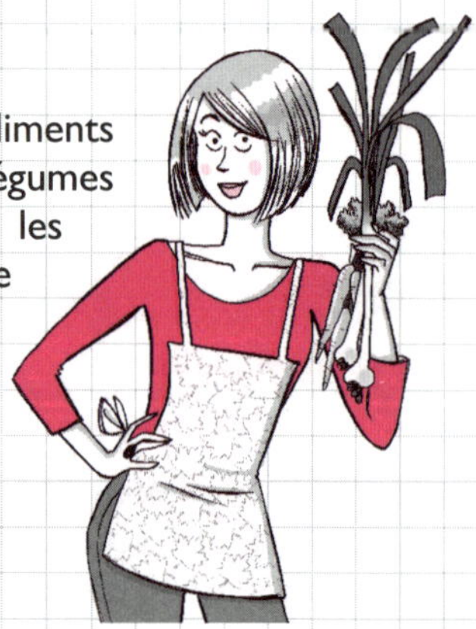

Les 10 commandements pour bien utiliser les IG bas

1. Trois repas par jour tu feras !

C'est la formule gagnante ! Mais si vous ressentez le besoin de faire une collation en milieu d'après-midi, accordez-vous une petite douceur à IG bas (fruit frais et quelques amandes par exemple, et oubliez les bonbons !).

2. Le petit déjeuner tu composeras avec soin

Le repas matinal est le moment privilégié où l'organisme recharge ses batteries ! Mais un petit déjeuner à IG élevé déclenche automatiquement un petit creux en fin de matinée, d'où l'intérêt de bien le composer (voir p. 31).

3. Les aliments à IG élevé (> 50) et surtout très élevé (> 70) tu fuiras !

C'est toujours bon à répéter ! Leur consommation a le même effet que celle du sucre de table au niveau sanguin… Oups !

4. Trois fruits frais par jour tu mangeras

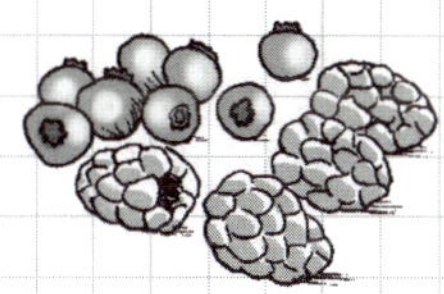

Riches en vitamines, en minéraux et en fibres, les fruits sont aussi notre atout forme ! Rassasiants, ils ont quasiment tous un IG bas. Choisissez en priorité des fruits de saison et consommez-les avec leur peau.

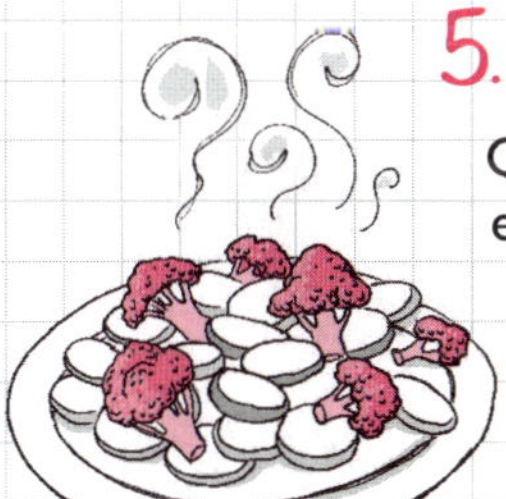

5. Des légumes midi et soir tu consommeras

Quoi, vous les détestez ? Eh bien, vous allez en reprendre, et plus d'une fois ! Sous forme de potages, de salades composées, de poêlées… Les légumes ont un IG très bas et sont également une mine de nutriments essentiels à votre santé. Choisissez ceux qui vous attirent le plus, il doit bien y en avoir quelques-uns !

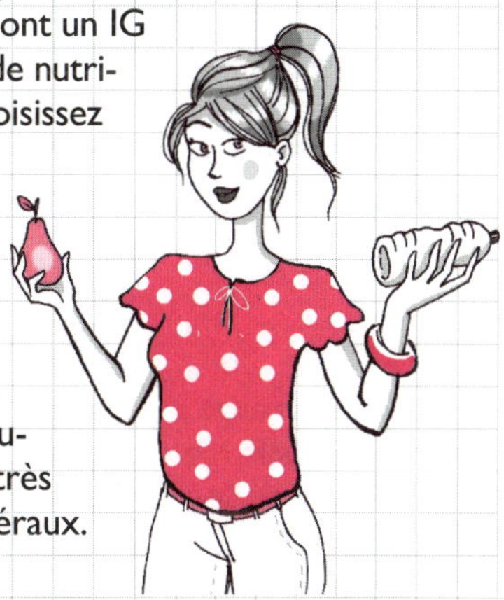

6. Aux légumes secs tu penseras…

Lentilles, pois cassés, pois chiches, haricots rouges, flageolets… Les légumes secs ne donnent pas forcément de flatulences et ils présentent un avantage indéniable : leur IG est très bas ! Ils regorgent aussi de fibres, de protéines et de minéraux. Chérissez-les !

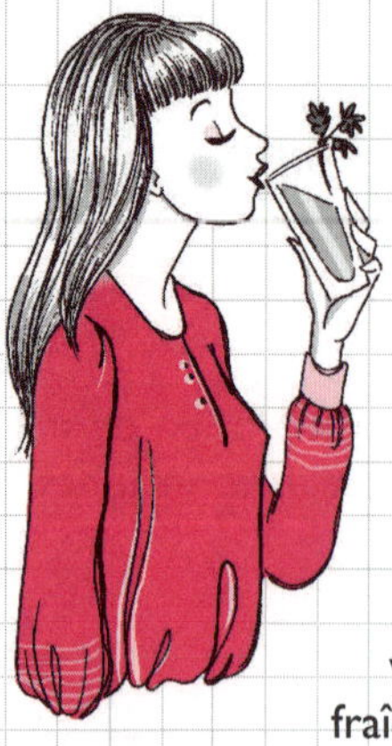

7. De l'eau tu abuseras

L'eau est la seule boisson indispensable à la santé ! Remisez donc au placard les sodas et les boissons aux fruits dont l'IG est très élevé !

8. Les graisses végétales tu préféreras

Huile d'olive, huile de noix et de colza pour l'assaisonnement, huile de pépins de raisin et de tournesol pour la cuisson… Toutes ont des vertus magiques ! En revanche, vous éviterez le beurre et la crème fraîche, beaucoup trop riches en graisses saturées.

9. Les IG moyens et bas tu associeras

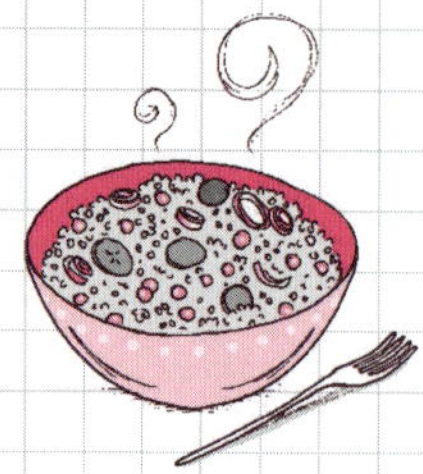

Pour réduire l'IG global de vos repas, pensez à associer les aliments à IG moyen avec des aliments à IG bas (céréales et légumes par exemple). C'est tout simple !

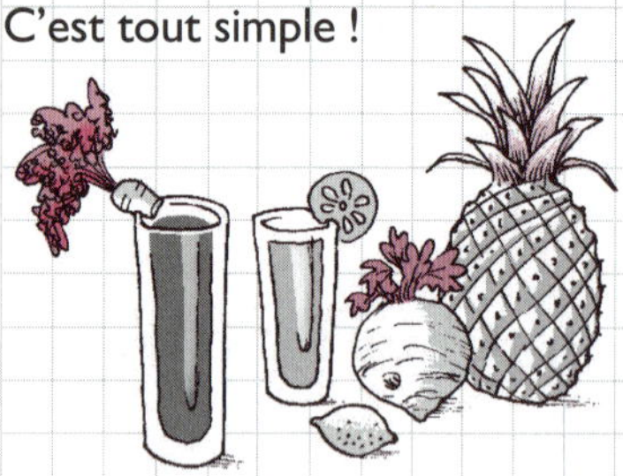

10. Au citron tu penseras

Le citron permet de réduire l'IG global d'un repas : ayez donc le réflexe « jus de citron » dans un verre d'eau avant un repas composé d'aliments à IG élevé !

Comment réduire mes envies de sucre ?

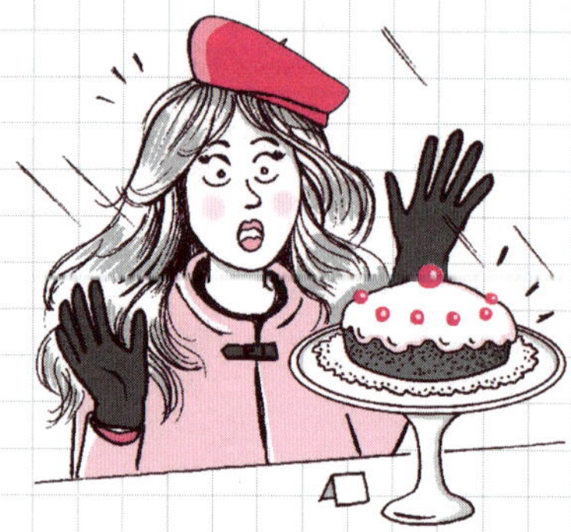

Votre point faible est le grignotage ou le fait d'être constamment attiré(e) par les produits sucrés ? Eh bien, j'ai une excellente nouvelle pour vous : le programme que je vous propose permet de réduire fortement les envies de sucre. Mais oui, vous avez bien lu, c'est possible !

Entre compulsions sucrées et vraies fringales

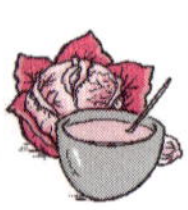

Lorsque l'on mange des aliments à index glycémique élevé, la glycémie s'élève et le pancréas envoie une décharge d'insuline qui permet au glucose d'être utilisé par les cellules de l'organisme. Il s'ensuit une baisse progressive de la glycémie. Cette réaction est tout à fait normale, mais parfois cette baisse de glycémie est excessive, surtout lorsque la quantité d'insuline sécrétée est importante. On parle alors d'« hypoglycémie réactionnelle ». C'est le fameux petit creux de 11 heures ! Vous savez, cette fatigue inexpliquée qui apparaît en milieu de matinée et qui vous pousse à loucher du côté de la machine à Kinder Bueno®… Il s'agit en réalité d'une baisse trop importante de votre glycémie, provoquée le plus souvent par la prise d'un petit déjeuner à IG élevé. CQFD !

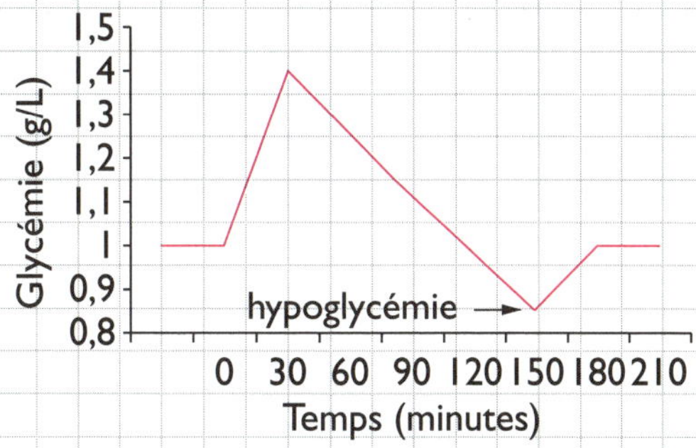

Index glycémique élevé

Mais pourquoi j'ai envie de sucre ?

Le problème, c'est que l'hypoglycémie réactionnelle déclenche la sensation de faim et l'envie de consommer des aliments sucrés. Voilà pourquoi on dit souvent que « le sucre appelle le sucre » ! Les index glycémiques élevés attisent l'appétit et incitent à manger plus que ce dont le corps a besoin. Il s'agit d'un cercle vicieux qui aboutit évidemment au grignotage et, au bout du compte, à la prise de poids.

Pourquoi l'index glycémique va m'aider à réguler mes fringales…

Le fait d'adopter une alimentation à index glycémique bas va limiter le pic de glycémie après chaque repas. Votre pancréas secrétera moins d'insuline et l'hypoglycémie réactionnelle sera inexistante. La sensation de satiété s'installera dès la fin du repas et se poursuivra pendant plusieurs heures… C'est l'effet magique de l'index !

Grâce aux IG bas, fini, vos affreuses fringales en fin de matinée ou en milieu d'après-midi, fini, vos envies de sucre et autres compulsions auxquelles il est si difficile de résister et qui mettent complètement en échec le régime que vous avez commencé !

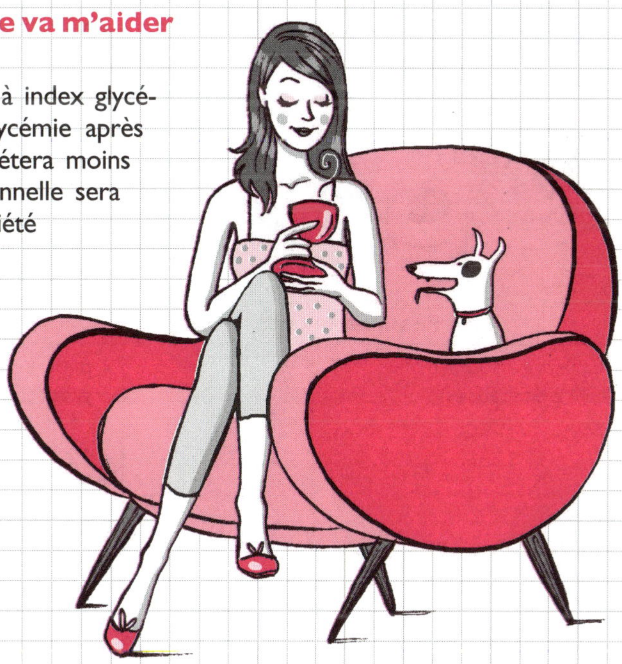

Je traque les mauvaises graisses

Il est vrai qu'il n'y a pas réellement de « mauvaises graisses » puisque toutes les graisses ont un rôle à jouer dans l'organisme. Elles apportent d'ailleurs des vitamines indispensables à l'équilibre alimentaire : les vitamines A (beurre, crème fraîche), D (produits laitiers entiers), et E (huiles végétales). Seulement, certaines graisses se stockent beaucoup plus facilement que d'autres ! Vous l'aurez remarqué… Et si vous voulez que vos bourrelets disgracieux disparaissent, vous avez tout intérêt à commencer par éviter de stocker les graisses que vous consommez !

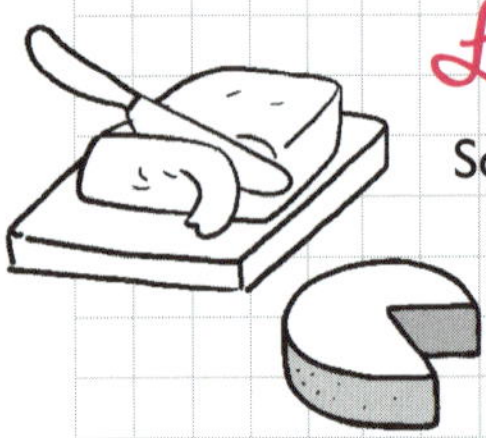

La guerre des graisses (saturées/insaturées)

Schématiquement, il existe les graisses saturées et les graisses insaturées.

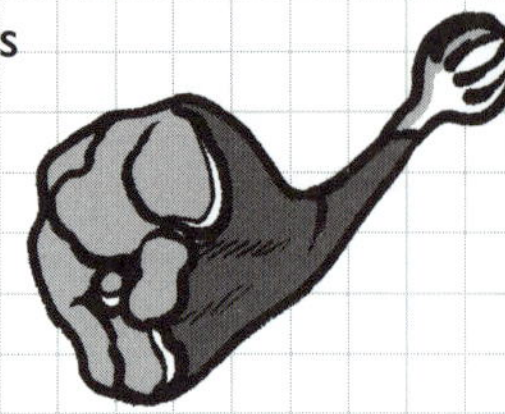

- **Les graisses saturées** se retrouvent dans les graisses animales : beurre, crème, viandes et charcuteries, fromages, laitages gras… Elles se stockent facilement dans le tissu adipeux, surtout lorsque leur apport vient en excès. Par ailleurs, ces graisses ne sont pas les meilleures amies du cœur et des vaisseaux sanguins !
- **Les graisses insaturées** sont davantage présentes dans les produits végétaux : huiles, noix, amandes, avocat, olives…, et dans les produits de la mer : poissons, coquillages et crustacés. Elles jouent des rôles importants dans l'organisme pour la protection cardio-vasculaire, la fluidité des membranes cellulaires, la synthèse hormonale… Leur stockage est beaucoup moins évident que celui des graisses saturées.

À retenir : pour assaisonner les légumes cuits, privilégiez les huiles végétales comme l'huile d'olive (graisse insaturée) par rapport au beurre (graisse saturée).

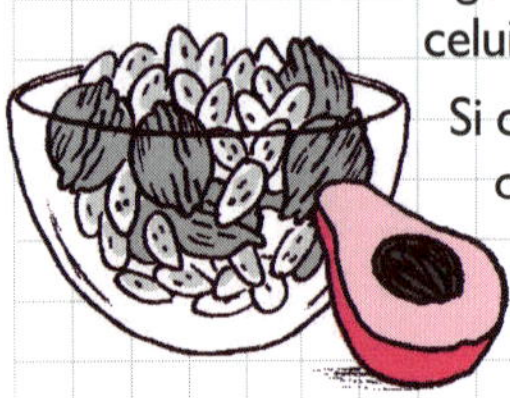

Si c'est « l'excès qui crée le poison », on n'est malheureusement pas toujours conscient de la quantité de graisses que l'on ingurgite, surtout s'il s'agit de « graisses cachées », c'est-à-dire de graisses présentes dans les aliments. En voici quelques exemples…

Il y a l'équivalent de :	Dans :
1 cuillerée à soupe d'huile (= 10 g de graisses)	1 petit morceau de roquefort (30 g) 1 yaourt à la grecque 45 g de camembert (1 part et demie) 2 à 3 fines tranches de saucisson 1 croissant 40 g de quatre-quarts (1 tranche) 3 à 4 biscuits secs au chocolat 25 g de chocolat 4 olives noires 4 noix 1 poignée de chips

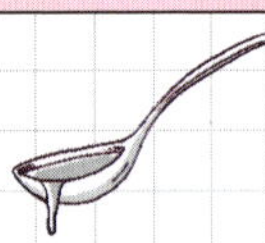

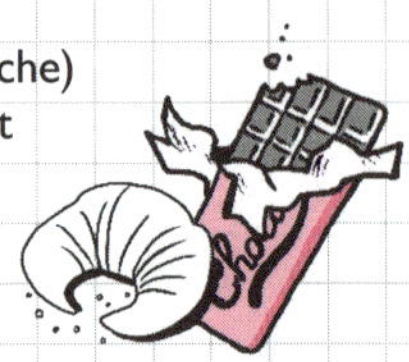

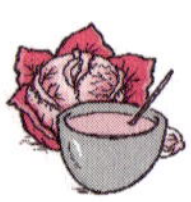

2 cuillerées à soupe d'huile (= 20 g de graisses) 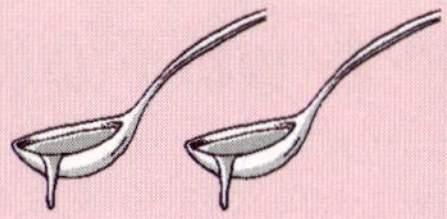	2 côtelettes d'agneau grillées 3 saucisses de Strasbourg (Knacki®) 1 portion de rillettes (50 g) 1 part de petit-salé aux lentilles en conserve 1 part de quiche aux légumes 1 hot-dog 1 cuillerée à soupe bombée de tarama 1 millefeuille 1 grand bâtonnet glacé chocolaté 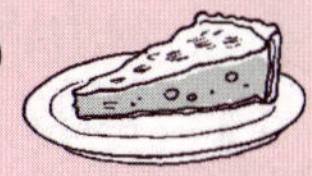 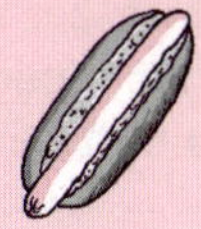
3 cuillerées à soupe d'huile (= 30 g de graisses) 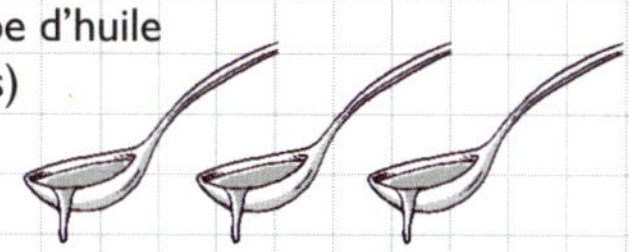	1 avocat nature (sans assaisonnement) 1 hamburger double 1 friand à la viande 1 part de cassoulet en conserve 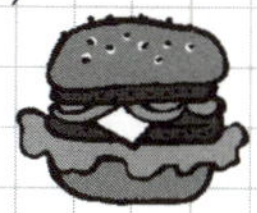

Comment réduire les graisses saturées ?

Bien sûr, toutes les graisses ne se valent pas ! Par exemple, il vaut mieux consommer quelques olives à l'apéritif que du saucisson… Il s'agit de freiner votre consommation de graisses saturées, même globalement, car, en général, les graisses sont légèrement excédentaires dans nos assiettes. Alors, dans le cadre d'un programme brûle-graisse, mettez-y un bon coup de frein ! Pour y arriver sans peine, voici quelques conseils très simples…

Au lieu de manger…	**Je choisis plutôt…**
Des cacahuètes et des mini-saucisses à l'apéro	Des tomates cerise et des dips de crudités
Un avocat mayonnaise	Un avocat au citron 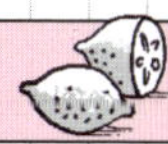
Une assiette de charcuteries	Une assiette de crudités Du jambon blanc et de la viande des Grisons
Des merguez et saucisses Des côtelettes d'agneau	Des brochettes de poulet au curry Des brochettes de bœuf aux poivrons 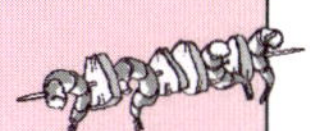
Des saucisses de Strasbourg (à 20 % de matière grasse, ou MG)	Du jambon blanc (à 3 % de MG) ou du jambon de volaille
Une entrecôte (à 13 à 15 % de MG)	Un rosbif au four (à 5 % de MG)
Du roquefort (à 31 % de MG)	Du fromage frais de chèvre (13 % de MG) 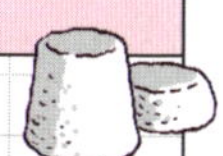
Une crème glacée au chocolat 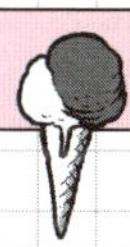	Un sorbet citron
Un yaourt à la grecque	Un yaourt ordinaire 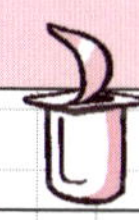

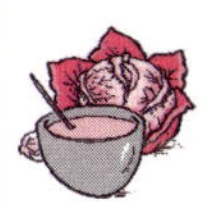

Les indispensables dans mon frigo et mes placards

Vous avez une vie active bien remplie et vous n'avez pas toujours le temps de penser à ce que vous allez cuisiner pour le dîner ? Pour ne pas être pris(e) au dépourvu, constituez-vous dès à présent un stock de produits alimentaires qui vous permettra de réaliser des repas à index glycémique bas au quotidien, pour des menus simples, prêts en quelques minutes, pour vous seul(e) ou toute la famille !

Dans mon réfrigérateur/congélateur, j'ai…	**Dans mon placard, je stocke…**
Lait demi-écrémé Yaourts, fromages blancs et petits-suisses nature Yaourts au soja	Riz basmati complet ou semi-complet Quinoa, boulgour, spaghettis complets Orge mondé Vermicelles de blé et de soja
Gruyère râpé, parmesan Fromages de votre choix 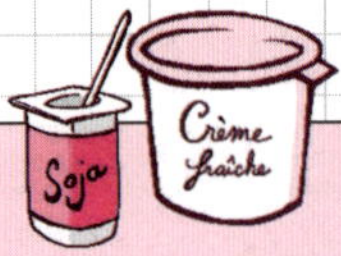	Farine de type 150, farine de blé noir, farine d'épeautre complète Son d'avoine 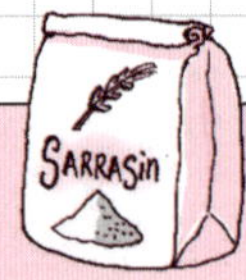
Crème fraîche légère (épaisse ou liquide) Beurre	Huiles végétales : olive, noix, noisettes, colza…
Jambon blanc et jambon de volaille Filets de poulet et steaks hachés maigres (à 5 % MG) Pavés de saumon, filets de poissons blancs	Conserves de poisson au naturel ou au citron/aromates : thon, sardines, maquereaux Sirop d'agave, fructose cristallisé ou sucre de coco
Œufs frais 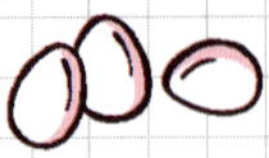	Sel, poivre, épices (dont cannelle) et aromates Ail, oignons et échalotes Levure de bière ou germes de blé en paillettes 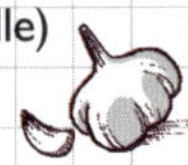
Légumes frais de saison Légumes surgelés nature (épinards en branches, haricots verts…) Légumes surgelés pour potages	Conserves de légumes frais et secs au naturel : haricots verts, cœurs de palmier, lentilles, pois chiches… Légumes secs : haricots secs, flageolets, pois cassés…
Fruits frais de saison et compotes sans sucre ajouté 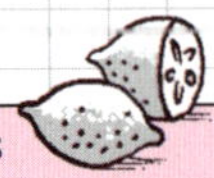	Amandes mondées, noix séchées Chocolat noir à 70 % de cacao minimum, cacao en poudre sans sucre 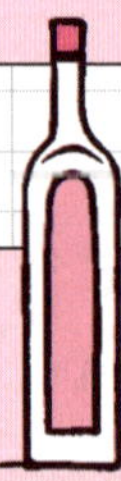
Citron frais Moutarde, câpres et cornichons	Jus de citron Vinaigre de vin ou de cidre Coulis de tomate, concentré de tomate et tomates pelées en conserve
Pain au levain tranché (éventuellement congelé)	Pain Wasa® fibres Flocons d'avoine et de quinoa
Eau fraîche (plate ou pétillante)	

Trucs et astuces pour baisser l'IG de vos repas

L'index glycémique n'est pas une mesure fixe : de nombreux paramètres vont faire varier l'IG d'un aliment. Certains y verront une faille ou un défaut. Je préfère considérer ces variations comme un atout supplémentaire. Voici donc mes meilleures astuces pour faire (encore) baisser l'index glycémique de vos repas…

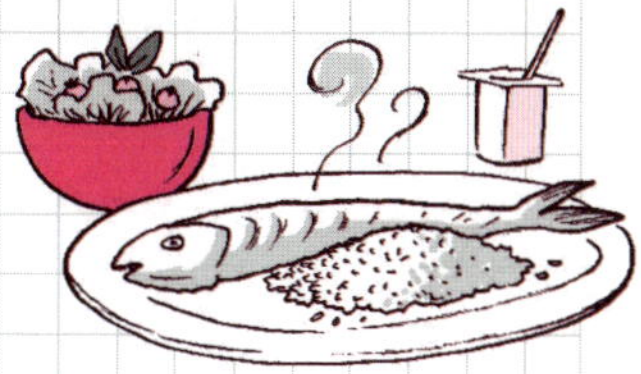

Je fais des repas complets

Les fibres et les protéines permettront de réduire l'index glycémique global de vos repas. Voilà une raison de plus pour composer des repas complets (entrée, plat et dessert) et bien équilibrés !

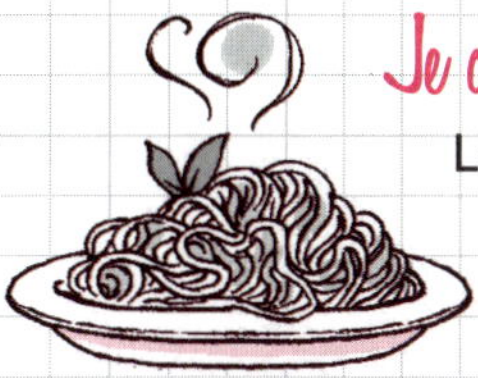

Je cuis mes céréales al dente

La cuisson augmente l'index glycémique des aliments. Plus vous prolongez la cuisson des pâtes, plus leur index glycémique s'élève. À bon entendeur ! À partir d'aujourd'hui, n'oubliez pas vos casseroles sur le feu, ayez le réflexe *al dente* !

Je mange froid

L'amidon des pommes de terre et des céréales se modifie en refroidissant. Les pommes de terre mangées froides, en salade, ont donc un index glycémique moins élevé que lorsque vous les mangez chaudes. Mesdames (et messieurs), à vos salades (froides) !

J'ajoute des fibres solubles à mes desserts

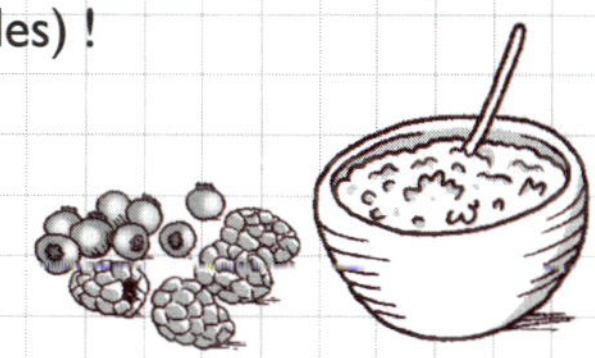

Les fibres solubles, comme celles que l'on trouve dans le son d'avoine, ont la faculté d'abaisser l'index glycémique de l'aliment auquel elles sont incorporées. Elles ont aussi un fort pouvoir rassasiant, ce qui est un sérieux avantage contre les fringales, vous ne trouvez pas ? Vous prendrez bien un petit fromage blanc aux fruits rouges et au son d'avoine pour le goûter ?

Je pense citron, toujours citron et encore citron

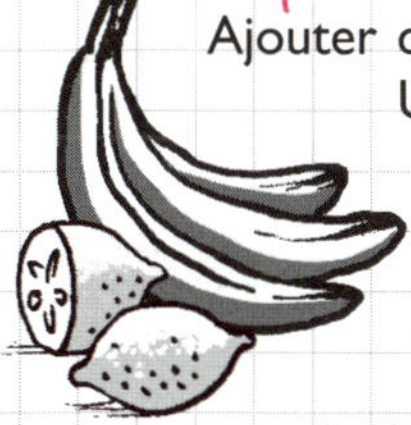

Ajouter du citron permet de faire baisser l'index glycémique du repas de 25 à 30 % ! Une invitation chez Belle-maman ou un repas d'affaires dont vous ne choisissez pas le menu ? Pas de problème : buvez un petit verre d'eau citronnée juste avant le repas !

J'ai la banane… verte !

La banane a un index glycémique différent selon son état de mûrissement. Eh oui ! Encore verte, son index glycémique est bas et s'élève quand elle mûrit. Alors, mangez la banane par les deux bouts… mais surtout, choisissez-la bien !

Chapitre 2

Je fais mon bilan minceur

Je vous propose maintenant de faire un check-up minceur complet qui vous permettra de vous fixer des objectifs réalistes et de renforcer votre motivation, ingrédient indispensable à la réussite de ce programme !

Mon poids idéal et mon poids santé

Il existe bel et bien une formule permettant de calculer son « poids théorique idéal », mais elle ne tient pas compte de l'âge et elle est quelque peu obsolète (elle date de 1929 !). Cependant, elle est encore utilisée pour se fixer un objectif raisonnable en cas de surpoids important. La voici :

Femme : P (kg) = Taille (en cm) – 100 – [T(cm) – 150) / 2,5]
Homme : P (kg) = Taille (en cm) – 100 – [T(cm) – 150) / 4]

À vous de noter ! Mon poids idéal théorique est de :

....

Tout ceci est assez théorique, c'est pourquoi il est important de calculer votre poids de forme. Et pour cela, il n'existe pas de formule ! C'est à vous de le déterminer. Réfléchissez : à quel poids vous sentez-vous belle (beau) et en pleine forme ? Notez-le : ....

Vous connaissez peut-être l'Indice de Masse Corporelle (IMC) ? Il s'agit d'un indice qui permet d'évaluer sa corpulence (moi, gros ? Nooon, juste enrobé !). Voici la formule et la classification internationale de l'IMC :

IMC	Interprétation
< 18,5	Maigreur
18,5 à 24,9	Poids normal
25 à 29,9	Surpoids
30 à 34,9	Obésité grade I
35 à 39,9	Obésité grade II (sévère)
> 40	Obésité grade III (massive)

IMC = P (kg) / T (m)²

Mon IMC est de :

....

Attention : l'IMC ne prend pas en compte l'ossature ni la musculature. Une personne très musclée peut donc avoir un IMC élevé sans pour autant avoir un excès de masse grasse…

Je note mes mensurations et ma silhouette

Tout n'est pas qu'une question de poids ! Il est même recommandé de ne pas vous peser tous les jours, car votre poids varie d'un jour à l'autre en fonction de la quantité d'eau retenue dans votre corps.

Mon conseil : pesez-vous une fois par semaine maximum, dans les mêmes conditions (le matin, à jeun, en tenue légère par exemple).

Enfin, ce qui compte, c'est ce que vous voyez dans le miroir : votre silhouette ! Pour cela, munissez-vous d'un simple ruban de couturière et prenez les mesures suivantes :

- Mon tour de taille (juste au-dessus du nombril) : .... cm
- Mon tour de hanches (mesure la plus large) : .... cm
- Mon tour de cuisse (mesure la plus large) : .... cm

Mon conseil : mesurez votre tour de taille à la fin d'une expiration, sans rentrer le ventre.

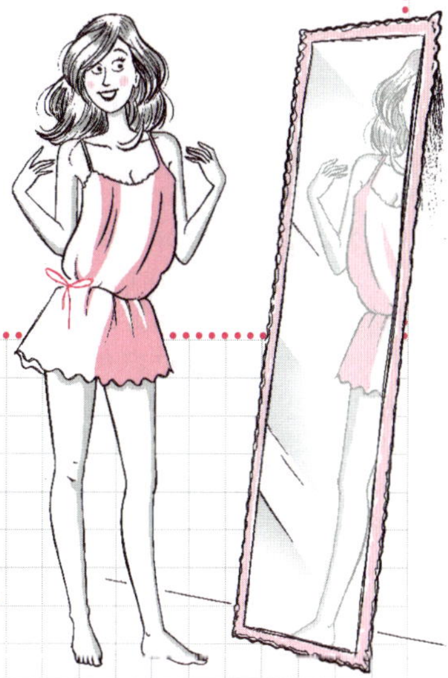

Si vous associez ce programme brûle-graisse à de l'activité physique, il se peut que votre poids varie peu, car votre masse musculaire se développera au détriment de la masse grasse. Les muscles pesant plus lourd que la graisse, vous ne perdez pas de poids ! En revanche, la silhouette va se redessiner et vous perdrez quelques centimètres, d'où l'intérêt de bien prendre vos mensurations.

Le tour de taille n'est pas une mesure purement esthétique ! Une valeur supérieure à 80 cm pour une femme, ou à 94 cm pour un homme, constitue un facteur de risque cardio-vasculaire avéré : au-delà de ces valeurs, le risque d'accident coronarien est augmenté. Adopter une alimentation à IG bas permet non seulement de perdre du poids, mais aussi de réduire le taux de « mauvais cholestérol » (« LDL-cholestérol »), d'améliorer l'équilibre glycémique chez les personnes diabétiques et de limiter les risques cardio-vasculaires. C'est donc une alimentation santé par excellence !

Mes objectifs minceur

Si vous avez ce cahier entre les mains, ce n'est sans doute pas pour vous divertir : je suis certaine que vous avez déjà un objectif en tête… Est-ce simplement l'envie de vous sentir belle dans votre maillot cet été ? Ou perdre une taille de vêtement ? Peut-être avez-vous un événement important dans quelques semaines et vous aimeriez y arriver en pleine forme… mais sans les formes ? Réfléchissez bien et notez vos objectifs ci-dessous. Plus vous les définirez clairement, plus vous serez au top de votre motivation !

Je note mes objectifs minceur

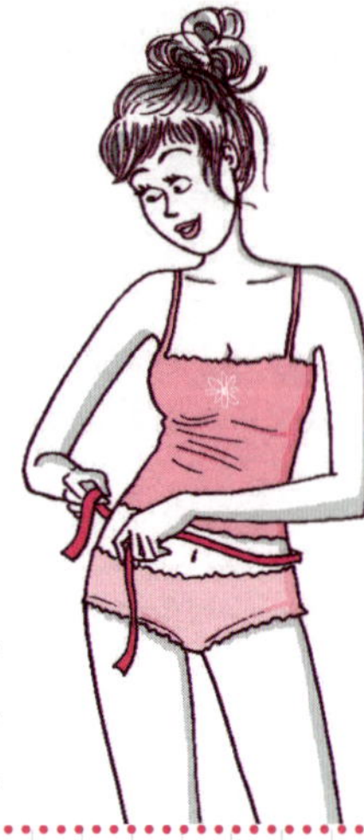

- ☐ Perdre du poids : .... kilos
- ☐ Revenir à un IMC inférieur à ....
- ☐ Affiner ma silhouette et rentrer dans une taille ....
- ☐ Perdre .... cm de tour de ....
- ☐ Stabiliser ma perte de poids
- ☐ Me muscler
- ☐ Réapprendre à manger sain et équilibré
- ☐ Autre : ....

....

....

Quel que soit l'objectif que vous recherchez, ayez bien à l'esprit qu'il ne sera pas atteint en une semaine ! Je vous propose donc de vous fixer des objectifs intermédiaires. Il s'agit de « micro-objectifs », c'est-à-dire des petits objectifs que vous pouvez atteindre très facilement. Rien de mieux pour renforcer votre motivation et valoriser votre ego, étape par étape !

Fixez-vous des objectifs raisonnables !
Si votre objectif est de perdre 10 kilos en 4 semaines, vous risquez de vous décourager au bout d'une dizaine de jours, en réalisant que cet objectif est illusoire... Pour mettre toutes les chances de votre côté, votre objectif doit être réaliste : pas de perte de poids inconsidérée !

Je note mes micro-objectifs

- ☐ Remplacer le pain blanc par du pain intégral (c'est meilleur et bon pour la santé).
- ☐ Arrêter de manger des sucreries (trop difficile ? commencez par les réduire...).
- ☐ Cuisiner des légumes secs au moins deux fois par semaine.
- ☐ Cuire les pâtes *al dente* (c'est facile !).
- ☐ Manger plus de fruits et légumes frais.
- ☐ Cuisiner moins gras.
- ☐ Arrêter de grignoter (*Yes, you can!*).
- ☐ Remplacer le chocolat au lait par du chocolat noir à 70 % de cacao minimum.
- ☐ Faire au moins .... séances d'activité physique par semaine (faites un effort !).
- ☐ Autre : ....

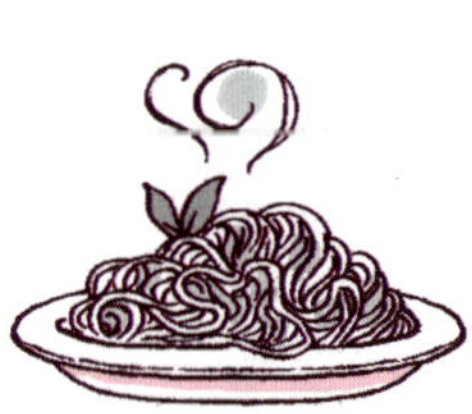

....

....

....

Je booste ma motivation

La motivation, c'est 80 % de la réussite d'un programme minceur ! Mais si vous êtes particulièrement motivé(e) en débutant un programme, quel qu'il soit, cette motivation a tendance à s'amenuiser avec le temps. Un petit coup de cafard, et vous engloutissez un paquet de biscuits au chocolat. L'aiguille de la balance refuse de bouger, une envie irrésistible de pâtisserie bien sucrée vous traverse… et, raté pour raté, vous envoyez tout valser ! C'est dans ces moments-là qu'il faut savoir vous ressaisir, et, surtout, vous focaliser sur les motivations qui vous ont poussé(e) à entamer votre programme minceur.

Notez vos motivations et relisez-les très régulièrement. Vous pouvez aussi les afficher à des endroits stratégiques : au hasard, sur la porte intérieure du placard à gâteaux, ou sur votre réfrigérateur…

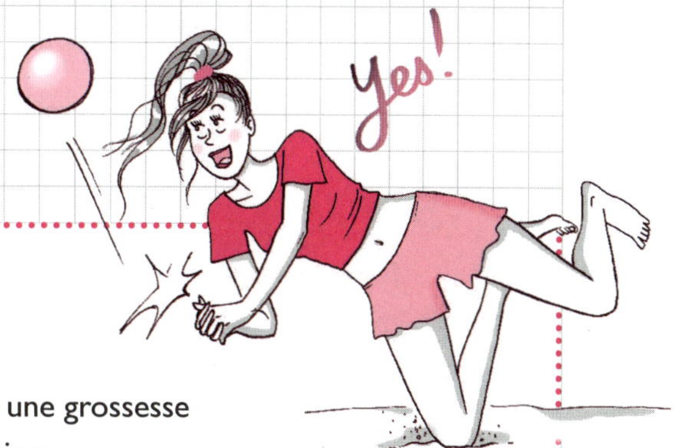

Je note ce qui me motive à mincir

- ☐ J'aimerais augmenter ma confiance en moi
- ☐ Je souhaite perdre du poids avant d'entamer une grossesse
- ☐ Je veux me trouver belle le jour de mon mariage
- ☐ Je souhaite m'habiller comme je veux (et rentrer dans la taille .... de mes rêves !)
- ☐ J'ai besoin d'être en meilleure forme physique
- ☐ Je veux plaire à mon Jules
- ☐ Je veux me sentir à l'aise en maillot de bain
- ☐ Autre : ....

Je me fais plaisir !

C'est prouvé : si vous prenez soin de vous, vous ferez davantage attention à ce que vous mettrez dans votre assiette. Alors, bichonnez-vous pendant votre programme minceur ! Octroyez-vous une petite séance de massage ou de modelage californien, prenez rendez-vous chez le coiffeur, faites une séance de shopping avec votre meilleur(e) ami(e)… Le but est de vous faire du bien.

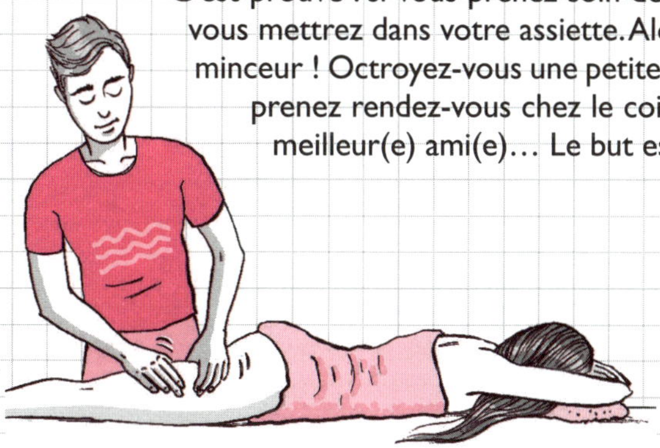

Si vous sentez que votre motivation retombe, ne restez pas seul(e), faites appel à vos ressources ! Vous pouvez par exemple appeler un(e) ami(e) pour lui faire part de vos difficultés, il ou elle saura certainement trouver les mots pour rebooster votre moral.

Je visualise mes progrès

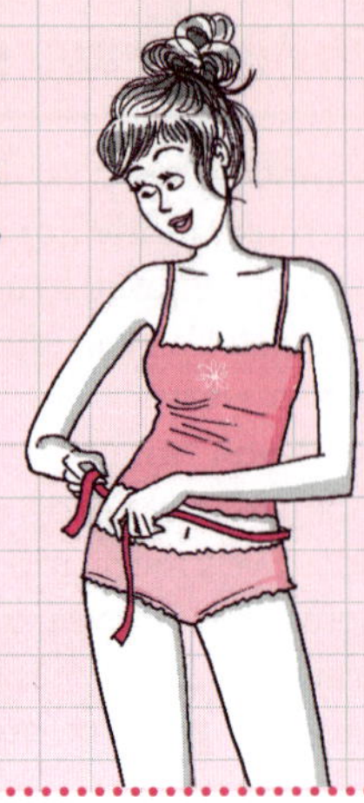

Le fait de « visualiser » vos progrès fait partie des éléments clés de votre motivation. Je vous propose donc de noter, semaine après semaine, quelques données relatives à votre perte de poids, mais aussi les difficultés que vous avez éventuellement rencontrées et les écarts auxquels vous avez succombé. Bref, c'est votre journal de bord, il vous appartient ! Notez-y tout ce qui vous semble pertinent !

Mon objectif final est de :

....

....

Première semaine

- Mon poids : ....
- Nombre de kilos perdus : ....
- Mes mensurations :
  Tour de taille : ....
  Tour de hanches : ....
  Tour de cuisse : ....
- Nombre de séances d'activité physique : ....
- Micro-objectifs atteints : ....
  ....
  ....
- Mes difficultés : ....
  ....
  ....
- Mes petits écarts : ....
  ....
  ....
- Actions d'amélioration possibles :
  ....
  ....
- Mes impressions et observations personnelles : ....
  ....
  ....

Deuxième semaine

- Mon poids : ....
- Nombre de kilos perdus : ....
- Mes mensurations :
  Tour de taille : ....
  Tour de hanches : ....
  Tour de cuisse : ....
- Nombre de séances d'activité physique : ....
- Micro-objectifs atteints : ....
  ....
  ....
- Mes difficultés : ....
  ....
  ....
- Mes petits écarts : ....
  ....
  ....
- Actions d'amélioration possibles :
  ....
  ....
- Mes impressions et observations personnelles : ....
  ....
  ....

Troisième semaine

- Mon poids : ....
- Nombre de kilos perdus : ....
- Mes mensurations :
  Tour de taille : ....
  Tour de hanches : ....
  Tour de cuisse : ....
- Nombre de séances d'activité physique : ....
- Micro-objectifs atteints : ....
  ....
- Mes difficultés : ....
  ....
- Mes petits écarts : ....
  ....
- Actions d'amélioration possibles :
  ....
  ....
- Mes impressions et observations personnelles : ....
  ....

Quatrième semaine

- Mon poids : ....
- Nombre de kilos perdus : ....
- Mes mensurations :
  Tour de taille : ....
  Tour de hanches : ....
  Tour de cuisse : ....
- Nombre de séances d'activité physique : ....
- Micro-objectifs atteints : ....
  ....
- Mes difficultés : ....
  ....
- Mes petits écarts : ....
  ....
- Actions d'amélioration possibles :
  ....
  ....
- Mes impressions et observations personnelles : ....
  ....

Vous voici à mi-parcours ! Je suis certaine que vous voyez déjà des résultats ! Bravo, continuez ainsi ! Et comme vous avez fait des efforts, que diriez-vous d'une petite récompense ? Vous l'avez bien méritée ! Offrez-vous un parfum, un bijou, une séance de hammam, une manucure… bref, faites-vous plaisir… parce que vous le valez bien !

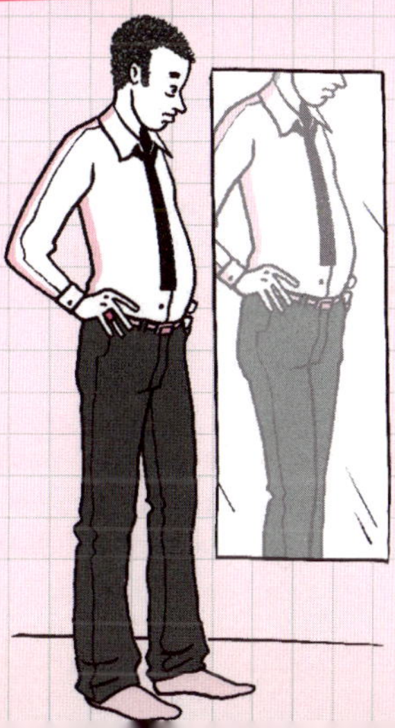

Parce que tous les moyens sont bons, dessinez votre courbe de poids ci-dessous pour visualiser encore mieux vos progrès…

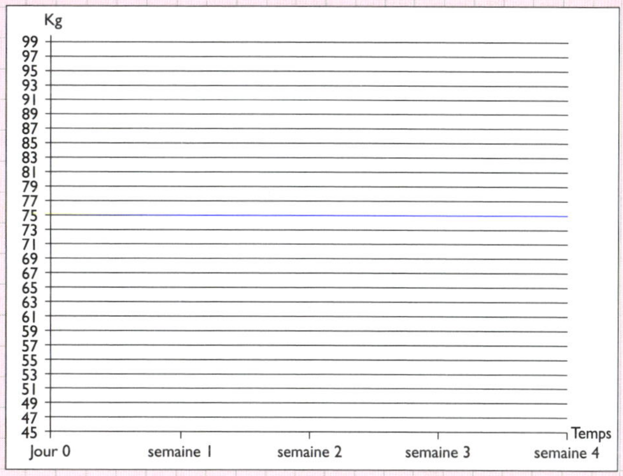

Test : Ai-je besoin de passer par une phase d'attaque ?

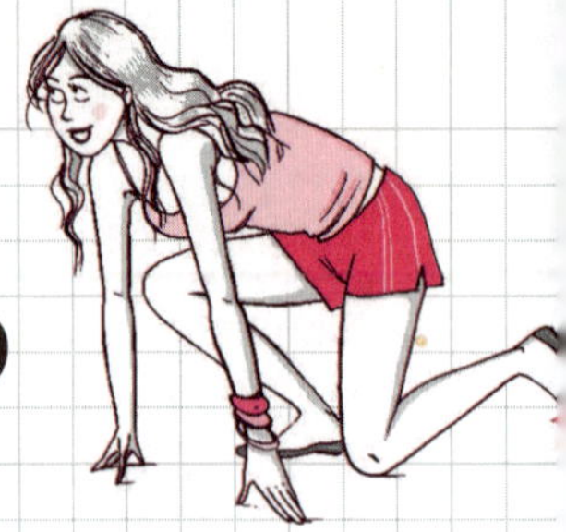

Ce programme minceur débute par une phase d'attaque. Entendons-nous bien et identifions tout de suite l'ennemi, c'est-à-dire les bourrelets qui vous gâchent la vie !
Pendant une semaine, vous consommerez uniquement des aliments à IG < 35, ce qui permettra d'agir comme un starter pour votre perte de poids. Accrochez-vous bien, ça va décoiffer !
Cependant, cette phase n'est peut-être pas indispensable pour atteindre votre objectif. Je vous propose donc de répondre au questionnaire qui suit afin de déterminer la nécessité ou non, pour vous, de suivre cette phase.

Mon programme minceur personnalisé pour l'étape suivante

Vous êtes…

● Une femme ▲ Un homme

Vous souhaitez perdre pendant ces 4 semaines…

▲ Trois kilos maximum
● Plus de trois kilos

Vous avez déjà suivi plusieurs régimes…

● Oui, vous avez presque tout essayé…
▲ Non, c'est le premier régime

Vous avez…

▲ Moins de 40 ans ● Plus de 40 ans

Sur votre lieu de travail, vous êtes plutôt…

● Sédentaire (il faudrait en plus que je fasse du sport ?)
▲ Actif (vous ne perdez jamais une occasion de vous dépenser !)

Faites vos comptes !

▲	●

Vous avez une majorité de ● : *Attention, préparez-vous à l'assaut !*
Eh oui, vous avez besoin de démarrer par la phase d'attaque ! Elle vous permettra de déstocker certaines graisses rapidement et vous visualiserez les premiers résultats en quelques jours seulement. Cette première semaine sera peut-être un peu plus difficile, mais je suis certaine que vous avez les ressources nécessaires pour relever ce défi ! Vous pourrez ensuite passer à la phase de croisière et atteindre votre objectif en 4 semaines !

Vous avez une majorité de ▲ : *Rien ne sert de courir, il faut partir à point !*
La phase d'attaque n'est pas obligatoire pour atteindre votre objectif, vous pouvez passer directement à la phase de croisière. Ne vous inquiétez pas : cela ne nuira en aucun cas à votre perte de poids et vous vivrez certainement mieux ce programme brûle-graisse au quotidien.

Chapitre 3

J'attaque mon programme brûle-graisse : semaine 1

C'est maintenant que vous entrez réellement en scène ! Le principe de base est de forcer votre organisme à puiser dans ses réserves de graisses, sans vous affamer ni créer de frustrations, qui conduisent tôt ou tard à des dérapages alimentaires ! Pour cela, je vous accompagne tout au long de la semaine grâce à mes menus, mes recettes et mes conseils ! Allez, c'est parti !

Je passe à l'action !

Commencez par afficher dans votre cuisine la liste des aliments à IG < 35 que vous pouvez découper pages 11-12. Si ce n'est pas déjà fait, vérifiez aussi que vous avez dans vos placards et dans votre réfrigérateur les aliments et ingrédients de base pour réaliser des repas correspondant à cette phase (voir p. 20).

Qu'est-ce que je mange ?

Le choix des aliments est très important : non seulement vous devez **choisir des aliments à IG < 35**, mais vous devez aussi **veiller à sélectionner les bonnes graisses** ! Oui, vous avez bien compris, le saucisson ne sera pas au menu cette semaine !

Des fruits et légumes à chaque repas !

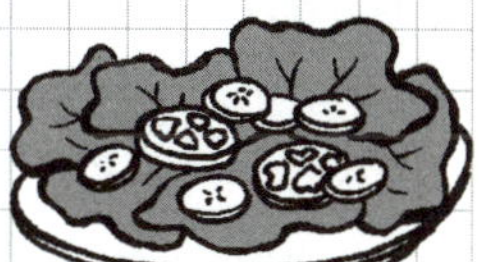

Ils ont tous (ou presque) un IG bas ! Et même ceux qui ont un IG élevé (potiron, melon, pastèque…) ont une teneur en glucides faible ; l'impact sur la glycémie est donc très modéré, d'autant que leurs fibres ralentissent le passage des glucides dans le sang ! Préférez les fruits et légumes frais, de saison (c'est meilleur, moins cher et plus riche en vitamines !) ou surgelés (pratiques d'utilisation).

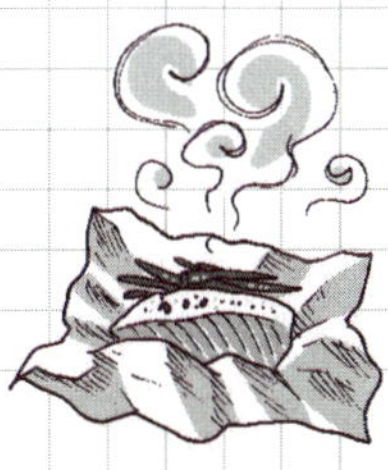

Maigres, les protéines !

Choisissez les viandes maigres : poulet, dinde, rosbif, steak haché à 5 % de matière grasse, ainsi que les poissons et crustacés… Enlevez le « gras » visible : la peau du poulet et le gras du jambon, c'est bon pour le chien… ou dans la poubelle !

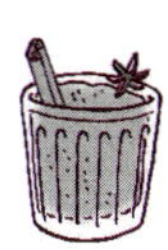

Côté laitages, choisissez des yaourts, fromages blancs et petits-suisses nature (pas forcément à 0 %, vous pouvez prendre un peu de gras quand même !), que vous sucrerez légèrement avec un peu de sirop d'agave ou de fructose.

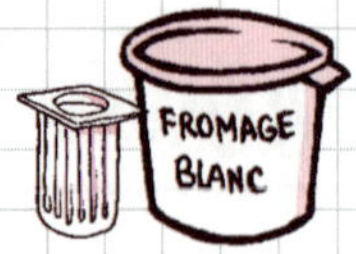

Des légumes secs ou des céréales à IG très bas

Mettez des légumes secs et des céréales à IG bas (quinoa, vermicelles cuits *al dente*, orge, sarrasin) au menu de vos déjeuners pour éviter l'apparition des petits creux en milieu d'après-midi : ces aliments ont un pouvoir rassasiant élevé et vous aideront à tenir jusqu'au dîner sans lorgner sur les gâteaux que les enfants engloutissent au goûter !

Comment je cuisine ?

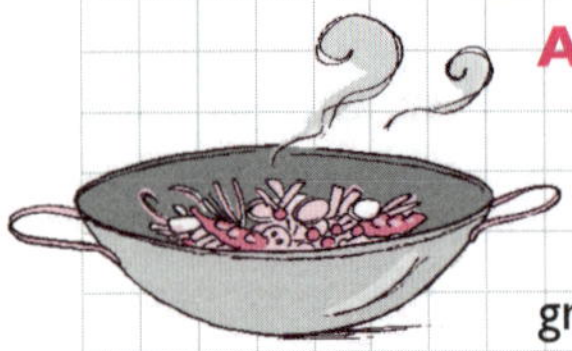

Au diable, fritures et rissolages !

Un peu de bon sens : remisez la friteuse au grenier et sortez le cuit-vapeur, la poêle antiadhésive et le wok : tous les ustensiles qui vous permettent de limiter la matière grasse de cuisson sont bons pour votre programme brûle-graisse !

À retenir : l'huile d'olive apporte autant de graisses que les autres huiles : 100 % !

Léger, l'assaisonnement !

Je vous rebats les oreilles encore une fois : le beurre, c'est pour les tartines du matin ! Pour assaisonner vos salades et vos légumes cuits, préférez les huiles végétales : huile d'olive, de sésame, de noisettes, de noix… Elles sont excellentes pour la santé et très savoureuses. Attention, une petite cuillerée suffit !

Du goût avant tout !

Pensez aux aromates (coriandre, menthe, basilic…), aux épices (cannelle, curry, muscade, curcuma), à l'ail et aux échalotes pour donner du goût à vos préparations : plus celles-ci seront savoureuses, plus vous prendrez du plaisir à manger, et plus vite vous serez rassasié(e) !

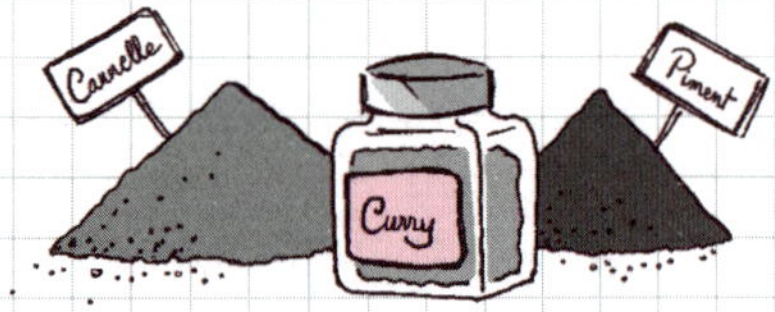

Quelle quantité manger ?

Notre organisme est doté d'un formidable mécanisme de régulation. Malheureusement, puisque nous ignorons souvent nos sensations de faim et de satiété, ce mécanisme a tendance à se dérégler au fil des années. Voici quelques conseils pour manger la quantité qu'il vous faut :

- **Consacrez au moins 20 minutes à chaque repas** : posez régulièrement votre fourchette, faites une pause entre l'entrée et le plat principal…
- **Évitez les grandes assiettes** qui vous font manger plus que de raison.
- **Mastiquez bien** : la nourriture doit être réduite en bouillie avant d'être avalée !
- **Arrêtez-vous de manger lorsque vous trouvez la nourriture moins bonne** : c'est le signe que vous êtes rassasié(e) !

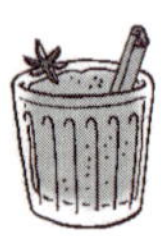

Mes idées repas à IG bas

Un bon petit déjeuner pour bien démarrer la journée !

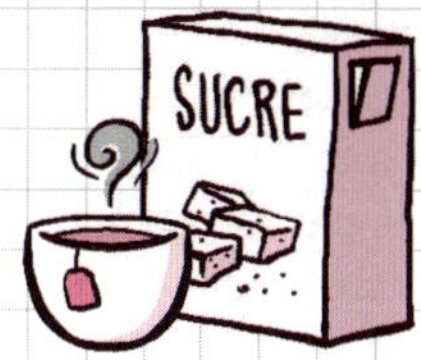

Le petit déjeuner est le premier repas de la journée. Après le jeûne de la nuit, notre organisme a besoin de recharger ses batteries et plusieurs études montrent l'importance de ce repas : ceux qui prennent un petit déjeuner ont moins tendance à grignoter dans la journée !

Pour commencer, prenez une boisson pour bien vous hydrater : café, thé ou infusion. Si vous le pouvez, évitez de la sucrer ou mettez-y un peu de fructose, de sucre de coco ou de sirop d'agave.

Choisissez un aliment riche en protéines (et pauvre en graisse, cela va de soi !) : jambon blanc, poulet ou dinde, œuf ou laitage nature : les protéines ont un fort pouvoir rassasiant !

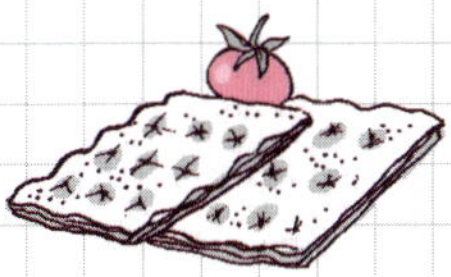

Cette semaine, le pain n'est pas permis (mais, promis, vous en mangerez la semaine prochaine !), **sauf le pain Essène®** (pain aux céréales germées que vous trouverez en magasin bio) ou **les Wasa® fibres**. Si cela ne vous tente pas, vous pouvez ajouter du son d'avoine dans votre laitage (effet coupe-faim garanti !).

Consommez un fruit frais, que vous pouvez éventuellement couper en morceaux et ajouter à votre laitage. Mais vous éviterez les jus de fruits qui ne rassasient pas suffisamment.

En option : vous pouvez aussi consommer quelques amandes, noisettes ou noix en sus !

Composez votre petit déjeuner préféré :

....

....

....

....

....

....

Si vous n'avez pas faim au réveil, emportez une collation que vous pourrez manger un peu plus tard : un fruit et quelques amandes, par exemple.

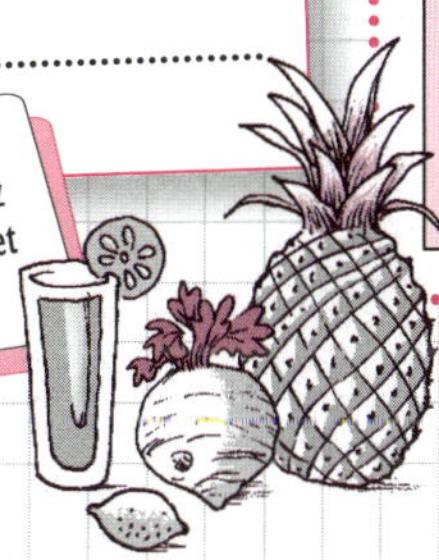

Exemples de petits déjeuners à IG bas :

- Café noir
- 150 g de fromage blanc + son d'avoine + fraises
- Des amandes

- Thé vert à la menthe
- Jambon dégraissé
- 2 Wasa® fibres + beurre
- 2 kiwis

- Thé aux fruits rouges
- 2 tranches de pain Essène® beurré
- 2 petits-suisses nature
- 1 orange

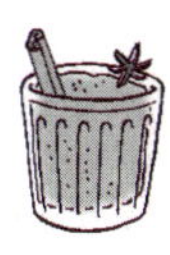

À table, qu'est-ce que je mange ?

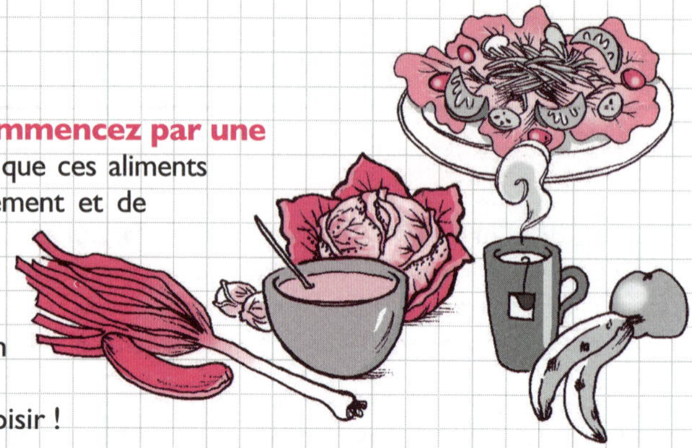

Pour vos déjeuners et dîners, commencez par une entrée de crudités : la mastication que ces aliments requièrent permet de rassasier efficacement et de manger moins ensuite. Ne faites donc pas l'impasse sur l'entrée ! Vous pouvez aussi commencer par un potage qui permet de calmer les grosses fringales en créant un volume important dans l'estomac.
Alors, crudités ou potage, à vous de choisir !

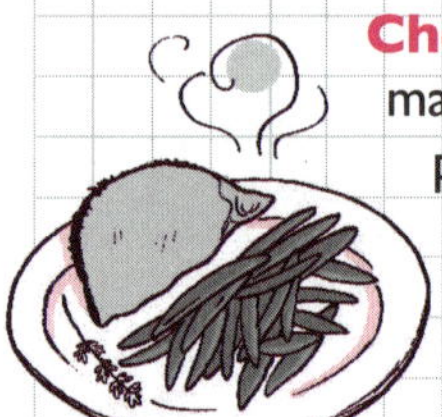

Choisissez ensuite un aliment riche en protéines : viande maigre, poisson, fruits de mer, œufs ou tofu, cuits avec le moins de graisse possible (voire pas du tout !). L'apport en protéines est important pour que la perte de poids se fasse au détriment de la masse grasse (vos bourrelets !) et pas au détriment de la masse maigre (vos biscotos !).

Accompagnez votre repas de céréales à IG < 35, de légumes secs ou de légumes verts cuits que vous pouvez consommer « à toutes les sauces », c'est-à-dire sous la forme que vous préférez : en poêlée, en purée ou sautés au wok…

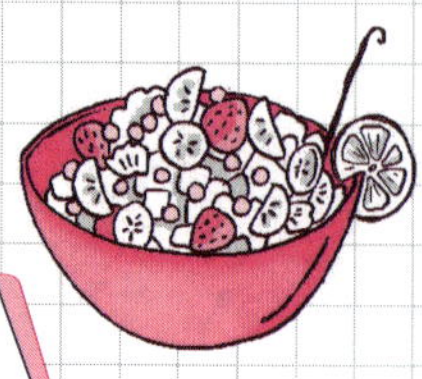

En dessert, restez simple : choisissez **un laitage nature** et **un fruit** (ou une compote ou une salade de fruits frais).

Puis-je manger des Wasa® fibres ou du pain Essène® à table ?
Si votre assiette contient déjà des céréales ou des légumes secs, le pain n'est pas indispensable ! Mais si vous avez du mal à manger sans pain, prenez 1 à 2 tranches de pain Wasa® ou Essène®.

En résumé : vos repas principaux doivent être composés de protéines, de légumes, d'un produit laitier, d'un fruit et de plus ou moins de céréales à IG bas.

Que boire ?

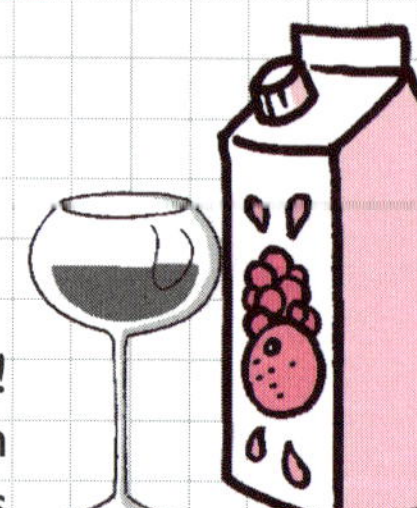

L'eau doit être la boisson qui vous accompagne tout au long de la journée ! Si vous n'aimez pas l'eau plate, choisissez-la pétillante ou ajoutez-y un filet de citron. Vous pouvez aussi boire du café ou du thé léger, et des infusions (sans sucre !).

Ah, j'oubliais… si vous êtes invité(e) à l'apéro, trinquez avec un petit verre de vin rouge – vous n'êtes pas puni(e) ! – mais refusez poliment d'être resservi(e)…

Les boissons n'ont qu'un faible impact sur la satiété. À calories égales, une pomme permet de calmer les petites faims, contrairement au jus de pommes !

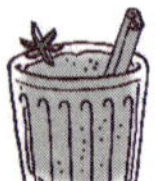

Mes menus savoureux et variés à IG bas

Établir ses menus de la semaine à l'avance permet de prévoir les courses en conséquence (et d'éviter de dériver vers le rayon biscuits), mais aussi de gagner du temps quand vous rentrez fatigué(e) de votre travail (à la sempiternelle question : « Qu'est-ce qu'on mange ? », vous avez enfin une réponse toute prête !). Voici donc 7 jours de menus (déjeuners et dîners) pour la phase d'attaque, agrémentés de recettes simples et riches en goût !

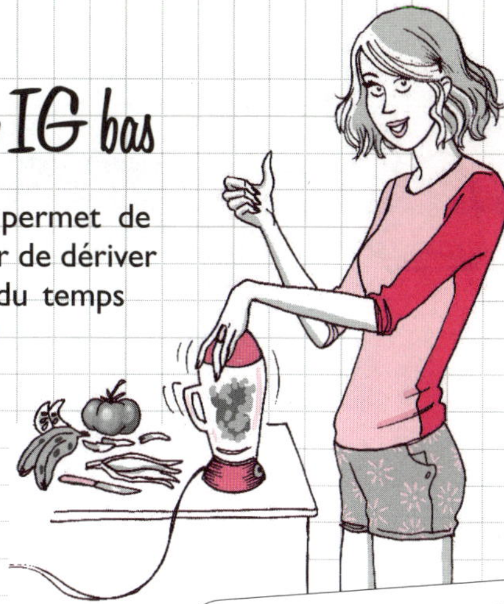

À noter : la plupart des recettes sont données pour 1 personne. Il vous suffit de multiplier les quantités par le nombre de convives présents à table !

JOUR 1

Déjeuner

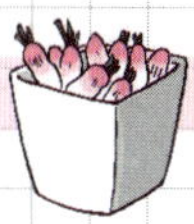

- Petits radis à la croque
- Brochettes de poulet au curry
- Orge mondé
- 1 yaourt brassé avec du sirop d'agave et des fraises coupées en morceaux

Dîner

- Salade de concombre, feta et menthe ciselée
- Jambon blanc dégraissé
- Haricots verts sautés à l'ail et assaisonnés avec un peu d'huile de sésame
- Trifle aux fruits rouges

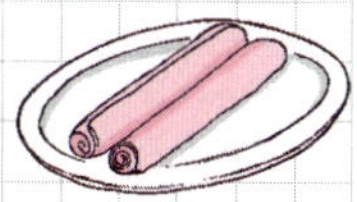

Brochettes de poulet au curry

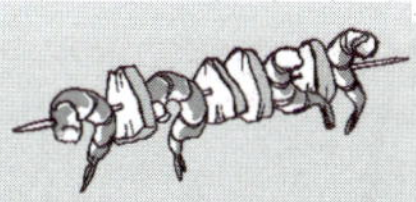

Enlevez le gras visible et coupez en gros cubes 1 escalope de poulet. Épluchez et émincez ½ oignon jaune et mettez le tout dans un bol. Ajoutez un filet de citron et d'huile d'olive, du curry en poudre, une pincée de sel et donnez un tour de moulin à poivre. Mélangez et réservez au réfrigérateur pendant 1 h. Lavez et coupez en quatre des petits champignons de Paris. Prenez ensuite deux piques en bois et enfilez les morceaux de poulet et les champignons. Faites cuire sur un gril antiadhésif jusqu'à ce que le poulet soit cuit.

Trifle aux fruits rouges

Commencez par préparer le coulis en mixant 100 g de fruits rouges (framboises, fraises, groseilles…) avec un filet de citron vert et 1 c. à c. de sirop d'agave. Passez le coulis au tamis pour éliminer les graines.
Prenez une belle coupe à glace et déposez-y 1 c. à s. de coulis. Ajoutez 1 c. à s. de fromage blanc puis 2 c. à s. de mélange de fruits rouges (au rayon surgelés). Ajoutez le reste de fromage blanc et encore un peu de coulis. Décorez avec quelques amandes effilées que vous aurez préalablement grillées à sec dans une poêle antiadhésive.

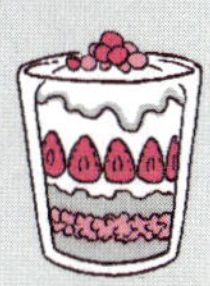

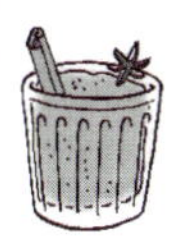

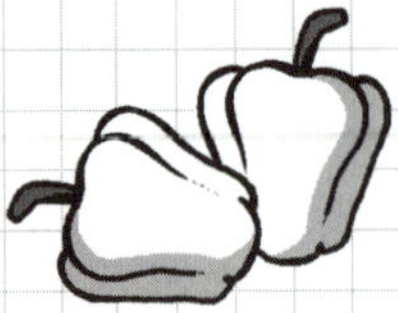

Quels aliments puis-je remplacer ?
Si vous n'aimez pas certains aliments proposés dans ces menus, remplacez-les par des aliments de même famille : un légume par un autre légume, le saumon par un autre poisson… Vous remplacerez, par exemple, les champignons noirs de la salade chinoise par des lamelles de poivron, mais pas par des lardons grillés !

JOUR 2

Déjeuner

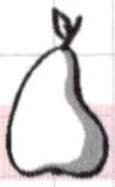

- Salade de pois chiches au cumin
- Papillote de saumon au fenouil
- 2 petits-suisses nature
- 1 poire

Papillote de saumon au fenouil

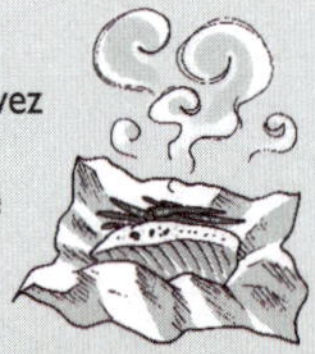

Épluchez ½ oignon et émincez-le. Lavez et émincez 1 fenouil. À l'aide d'un pinceau alimentaire, badigeonnez une poêle avec de l'huile de tournesol et ajoutez l'oignon. Laissez dorer puis ajoutez le fenouil. Salez, poivrez et laissez cuire à feu doux pendant 5 à 10 min.
Prenez une feuille de papier sulfurisé. Déposez au centre les légumes puis ajoutez 1 pavé de saumon. Parsemez de graines de fenouil et donnez un tour de moulin à poivre. Refermez la papillote et enfournez pour 20 min à 200 °C (th. 7)

Dîner

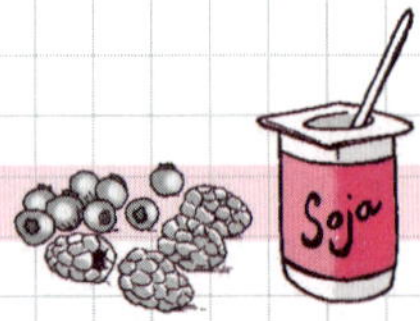

- Melon
- Carpaccio de bœuf aux câpres
- Salade chinoise
- 1 yaourt au soja au coulis de fruits rouges

Salade chinoise

Réhydratez une poignée de vermicelles de soja (en vente en magasin asiatique) dans de l'eau bouillante pendant 3 min puis égouttez-les et laissez-les refroidir. Pendant ce temps, ciselez finement quelques feuilles de salade et de menthe, rincez des germes de soja (haricots mungo) et taillez ¼ de concombre en petits bâtonnets. Réhydratez quelques champignons noirs et coupez-les en fines lamelles. Préparez l'assaisonnement en mélangeant de l'huile de colza, du vinaigre de vin et un filet de sauce de soja. Mélangez la sauce avec la salade, puis décorez de graines de sésame que vous aurez préalablement grillées dans une poêle antiadhésive.

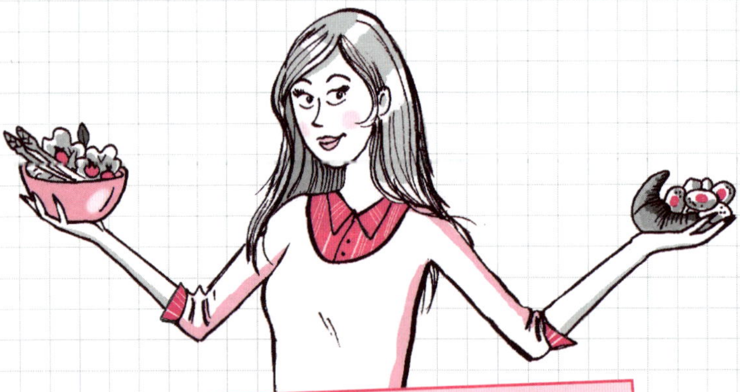

Info nutrition
Le saumon est riche en graisses, mais il s'agit de graisses insaturées de la famille des oméga-3, aux bénéfices incontestables pour la santé. Selon certaines études, ces oméga-3 faciliteraient même la combustion des graisses par l'organisme. Intéressant, non ?

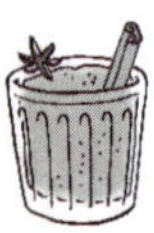

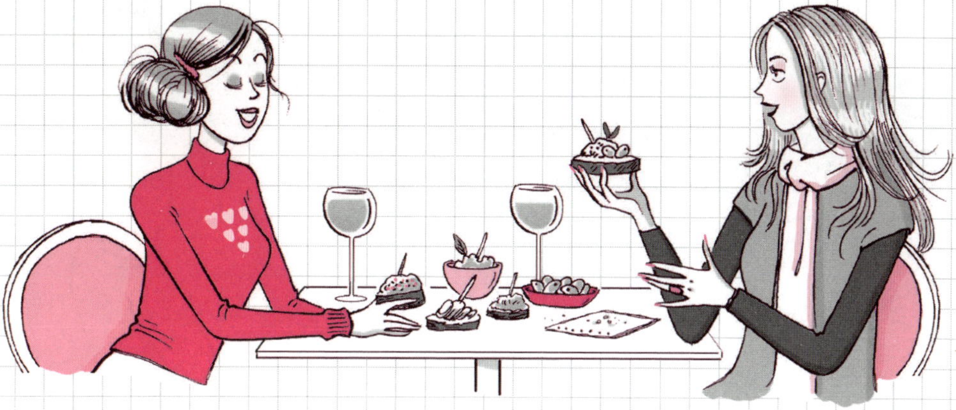

JOUR 3

Déjeuner

- Gaspacho de tomates
- Escalope de veau grillée
- Courgettes sautées
- 2 kiwis
- 1 à 2 tranches de Wasa® fibres

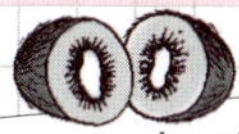

Astuce : gardez votre fruit pour le goûter !

Gaspacho de tomates

Épluchez ¼ d'oignon blanc. Pelez et épépinez 1 tomate bien mûre, ¼ de poivron rouge et un petit morceau de concombre. Lavez quelques feuilles de basilic. Mettez le tout dans un mixeur avec une lamelle d'1 cm de feta (fromage frais de brebis), 1 c. à c. de vinaigre et d'huile d'olive. Salez, poivrez et mixez pendant environ 1 min. Ajoutez l'équivalent de 3 ou 4 glaçons et mixez à nouveau. Servez dans une coupe à glace et décorez de basilic frais ciselé.

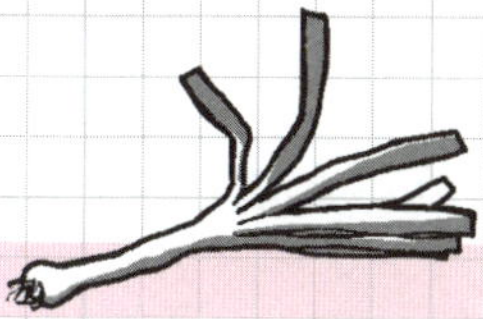

Dîner

- Salade de mâche et quartiers de pamplemousse
- Œufs mollets
- Fondue de poireaux
- 1 yaourt nature

Astuce : ne jetez pas le vert des poireaux, gardez-les pour réaliser une bonne soupe de légumes variés !

Fondue de poireaux

Lavez et coupez les extrémités de 2 poireaux, puis enlevez les parties trop vertes et détaillez les poireaux en rondelles. Mettez 1 c. à c. d'huile d'olive dans une poêle et ajoutez les poireaux avec un peu d'eau. Salez, poivrez et laissez cuire à feu doux jusqu'à ce que les poireaux soient fondants. Ajoutez 1 c. à s. de crème fraîche légère (15 % de matière grasse maximum) et régalez-vous !

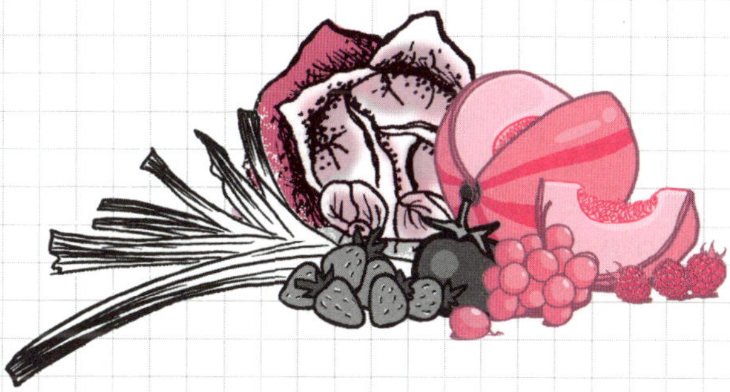

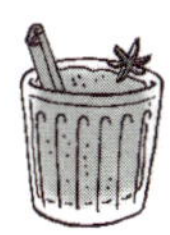

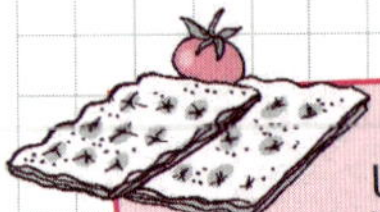

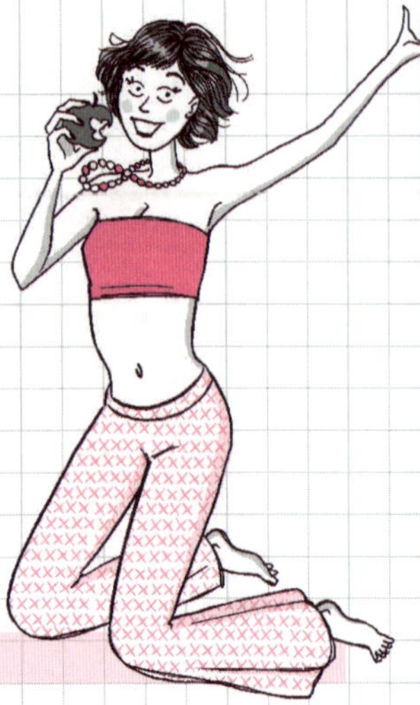

Et si je n'ai pas le temps de cuisiner ?
Un imprévu et vous rentrez tard... bien trop tard pour cuisiner ! Pas de panique, sortez votre carte Joker et composez un plateau-repas prêt en 5 minutes chrono : quelques feuilles de salade, des tomates cerise et des radis coupés en rondelles, 1 tranche de jambon, quelques dés de comté et vous avez une belle salade ! Accompagnez votre repas de 2 Wasa® fibres et terminez-le avec 1 fruit frais. Bon appétit !

JOUR 4

Déjeuner

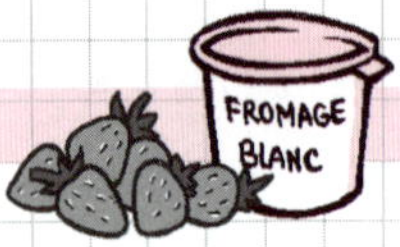

- Salade frisée aux noix
- Steak haché à 5 % de matière grasse au gril + moutarde
- Cocotte de lentilles vertes
- Fromage blanc et framboises fraîches

Dîner

- Carottes râpées au citron
- Jambon de poulet
- Clafoutis de courgettes, chèvre frais et basilic
- 1 pomme

Cocotte de lentilles vertes

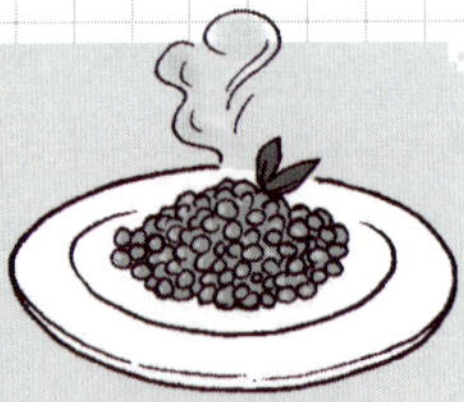

Rincez ½ verre de lentilles à l'eau claire. Épluchez et émincez ½ oignon jaune et 1 carotte. Dans un autocuiseur, mettez tous les légumes et ajoutez quelques cubes d'épaule cuite. Couvrez d'eau, salez, poivrez et laissez cuire 15 min à partir de la rotation de la soupape.

Conseil d'achat
Préférez les steaks hachés à 5 % de matière grasse. À 15 %, ils contiennent l'équivalent de 3 à 4 cuillerées à café d'huile !

Clafoutis de courgettes, chèvre frais et basilic

Préchauffez votre four à 200 °C (th. 7) et huilez un plat à gratin à l'aide d'un pinceau alimentaire. Lavez 1 courgette, enlevez les extrémités puis épluchez-la et coupez-la en petits cubes. Faites cuire dans le panier d'un autocuiseur pendant 5 min après rotation de la soupape. Cassez 1 œuf dans un saladier. Battez-le en omelette puis ajoutez 50 ml de lait. Salez et poivrez. Émiettez grossièrement 25 g chèvre frais (type Petit Billy®). Versez les courgettes dans le plat à gratin et parsemez de chèvre frais. Lavez le basilic et ciselez-le. Saupoudrez de basilic et ajoutez le mélange d'œufs et de lait. Enfournez pour 40 min environ. Dégustez chaud, tiède ou froid.

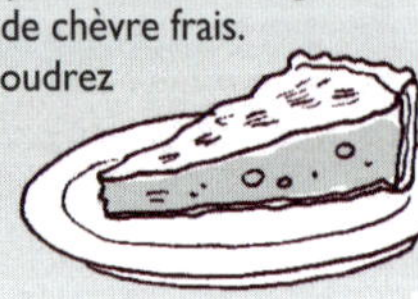

Vous avez passé sans encombres les 4 premiers jours de la phase d'attaque ? Bravo, je vous félicite !

Si vous avez rencontré quelques difficultés et que vous avez fait quelques petits écarts, ne vous inquiétez pas : rien n'est perdu ! Vous n'êtes pas un robot, et vous avez le droit à l'erreur !

N'oubliez pas : en cas de petite faim, ne résistez pas (on finit toujours par craquer...), accordez-vous une petite pause gourmande : un fruit frais ou quelques abricots secs, un carré de chocolat noir, et ça repart !

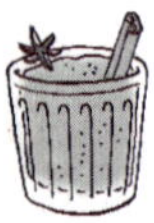

JOUR 5

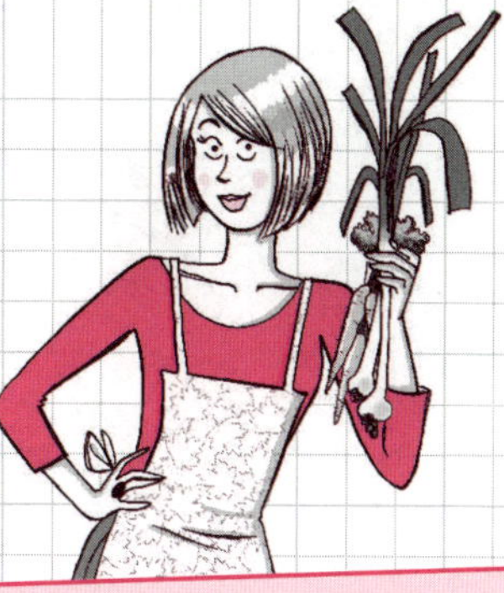

Déjeuner

- Asperges vertes sauce mousseline légère
- Filet de cabillaud au court-bouillon
- Risotto d'orge aux champignons
- 1 yaourt nature

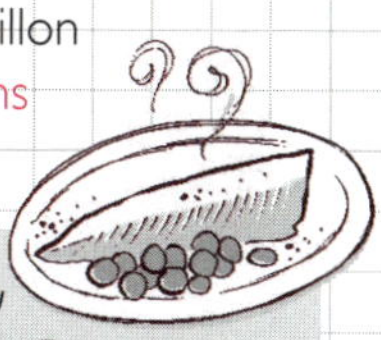

Asperges vertes sauce mousseline légère

Égouttez un petit bocal d'asperges vertes. Faites cuire 1 œuf 10 min à l'eau bouillante (œuf dur). Prélevez la moitié du jaune d'œuf, écrasez-le et mélangez-le avec ½ c. à c. de moutarde et 2 c. à s. de fromage blanc. Salez, poivrez et ajoutez un peu de ciboulette ciselée. Servez avec les asperges.

Conseil d'achat
Les légumes frais sont sans conteste ceux qui contiennent le plus de vitamines, comparativement aux surgelés et aux conserves, dans la mesure où vous les mangez le plus rapidement possible après la récolte ! Ne les laissez pas traîner dans le bac à légumes du réfrigérateur !

Risotto d'orge aux champignons

Diluez ¼ de cube de bouillon de légumes dans 25 cl d'eau et portez à ébullition. Pelez et hachez ½ oignon. Dans une poêle, faites-le revenir avec 1 c. à c. d'huile végétale puis ajoutez 50 g d'orge mondé, une partie du bouillon chaud (environ ¼), le thym et le laurier. Mélangez et laissez l'orge absorber le bouillon avant d'en ajouter à nouveau. Renouvelez l'opération jusqu'à ce que l'orge soit bien cuite (environ 50 min). Retirez le laurier et le thym. Pendant ce temps, lavez et émincez quelques champignons de Paris, puis faites-les réduire dans une poêle antiadhésive. Mélangez l'orge avec les champignons et décorez de persil.

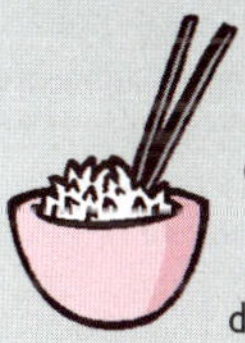

Dîner

- Salade composée : tomate, concombre, poivron rouge, oignon blanc, menthe fraîche, sauce vinaigrette
- Rôti de porc froid
- Faisselle de chèvre
- Compote pomme-rhubarbe

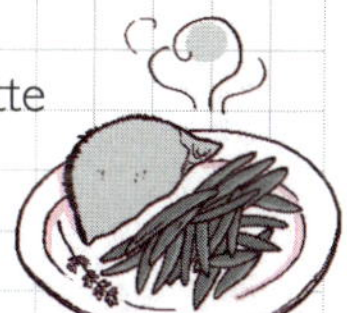

Compote pomme-rhubarbe

Pelez et coupez 1 pomme golden en morceaux. Enlevez la première peau d'1 tige de rhubarbe et détaillez-la en petits tronçons. Mettez les fruits dans une casserole, ajoutez 1 c. à c. de fructose cristallisé et 2 ou 3 c. à s. de jus d'orange. Faites cuire à feu très doux pendant 20 min en mélangeant régulièrement. Dégustez tiède ou froid.

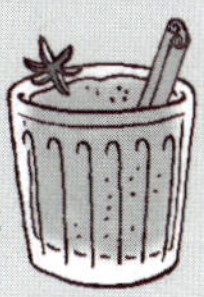

Petit rappel : mangez lentement ! La sensation de satiété n'apparaît qu'au bout d'une vingtaine de minutes après le début du repas. Mâchez bien et sa-vou-rez !

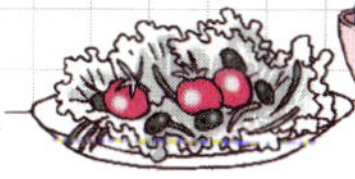

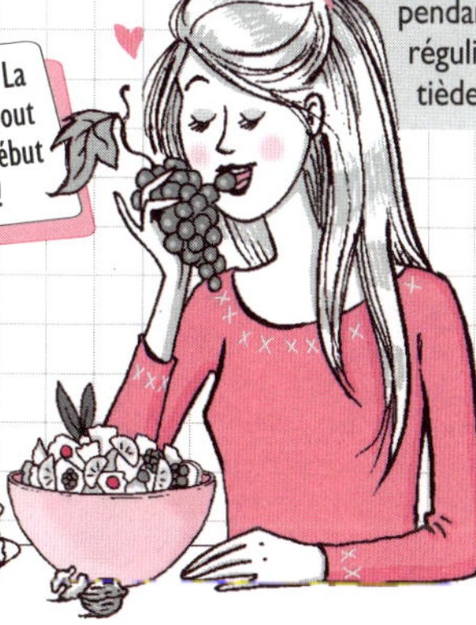

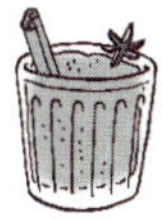

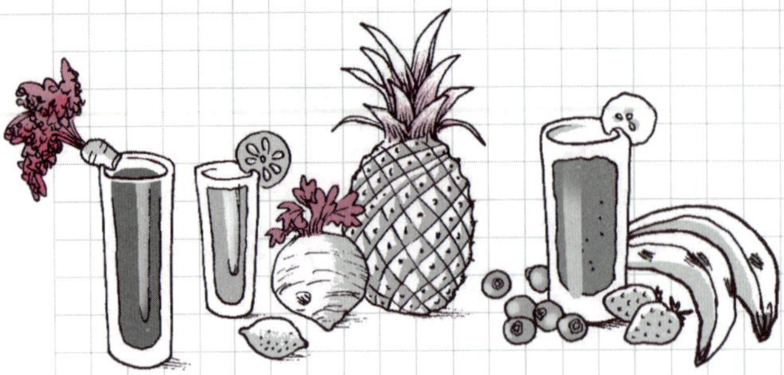

Vous avez dit 5 fruits et légumes par jour ?

Vous le savez : il est conseillé de manger 5 portions de fruits et légumes par jour ! Ce programme brûle-graisse permet d'atteindre très largement ces recommandations, surtout qu'une portion correspond en théorie à 80 g, soit l'équivalent d'1 clémentine ou de 2 cuillerées à soupe de légumes cuits !

JOUR 6

Déjeuner

- Taboulé de quinoa
- Poulet rôti au thym
- Endives braisées au four
- Carpaccio de fraises

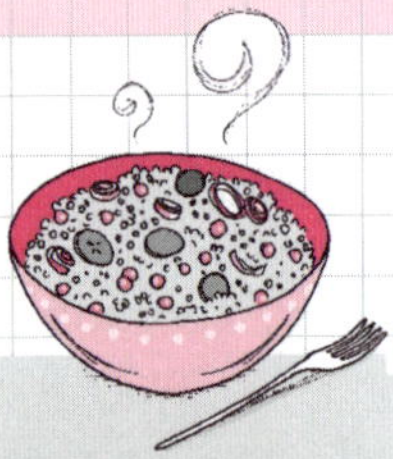

Taboulé de quinoa

Faites cuire 50 g de quinoa à l'eau bouillante salée pendant 15 à 20 min, puis égouttez et laissez refroidir. Pendant ce temps, épluchez 1 tomate et ¼ de concombre, puis détaillez le tout en petits cubes. Épluchez et hachez ¼ d'oignon rouge. Coupez 3 ou 4 olives noires en petits morceaux. Mélangez le quinoa et les légumes dans un saladier, puis ajoutez un filet de jus de citron et les olives. Salez, poivrez et réservez au frais pendant 1 h.

Carpaccio de fraises

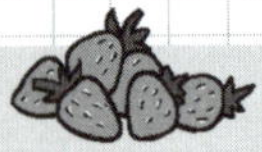

Lavez et coupez les fraises en lamelles et disposez-les sur une petite assiette plate. À l'aide d'un économe, coupez des copeaux de chocolat noir et parsemez-en les fraises.

Dîner

- Fonds d'artichauts sauce vinaigrette
- Tartare de noix de Saint-Jacques aux agrumes
- Salade verte de jeunes pousses
- Fromage blanc nature

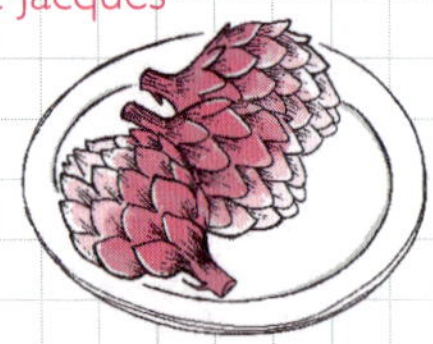

Tartare de noix de Saint-Jacques aux agrumes

Pelez à vif et détaillez en petits cubes ¼ de pamplemousse et ¼ d'orange. Prélevez les graines d'¼ de gousse de vanille et faites mariner pendant 1 h 125 g de noix de Saint-Jacques dans un mélange de jus de citron vert (1 c. à s.), d'huile d'olive (1 c. à s.), de sel et de vanille. Égouttez les noix de Saint-Jacques et détaillez-les en petits dés. Mélangez-les avec les agrumes, puis assemblez le tartare dans un verre à whisky.

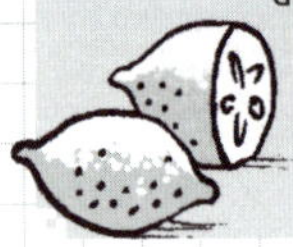

Conseil d'achat

Préférez les laitages nature ordinaires, mais sans tomber dans les laitages à 0 % souvent insipides ! Évitez surtout les produits enrichis en crème, tels que les yaourts à la grecque, les Gervita® ou les yaourts de type Perle de lait®.

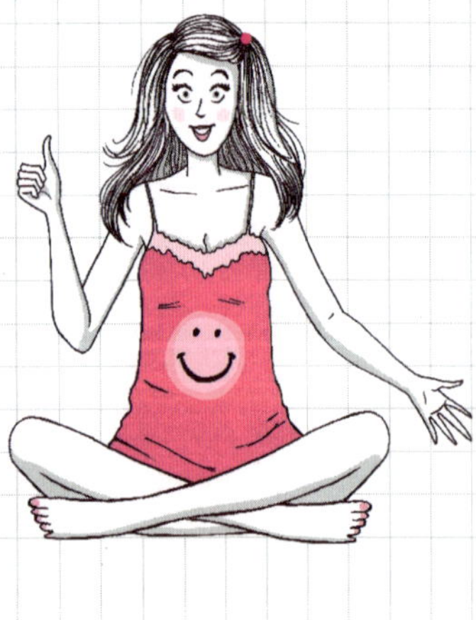

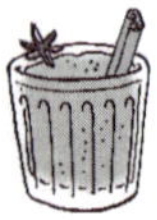

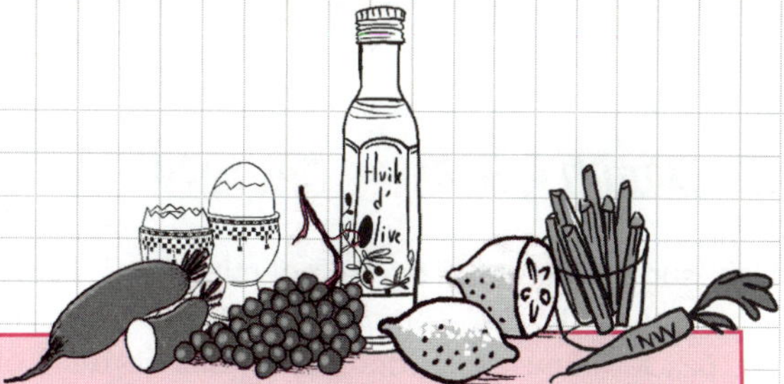

Quelle vinaigrette pour mes salades ?
Les sauces crudités du commerce sont riches en sel, en sucre et en additifs en tout genre. Mieux vaut réaliser vous-même vos vinaigrettes ! Choisissez un vinaigre (cidre, vin rouge, balsamique…) ou du jus de citron, et une huile végétale (olive, noix, noisettes, colza…). Ajoutez une pincée de sel, du poivre, un peu de moutarde, et éventuellement quelques herbes aromatiques (ciboulette, estragon, menthe…), de l'ail pilé ou des échalotes hachées. C'est prêt !

JOUR 7

Déjeuner

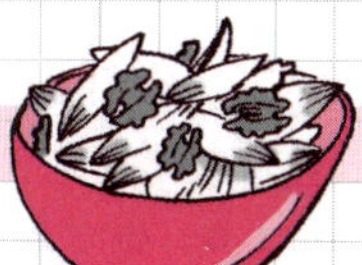

- Salade d'endives aux noix
- Foie de veau poêlé
- Aubergines à la poêle en persillade
- 1 yaourt brassé avec des morceaux de pêche
- 1 à 2 tranches de Wasa® fibres

Dîner

- Chou rouge sauce vinaigrette
- Aiguillettes de canard au gril
- Purée de brocolis
- Salade de fruits frais

Aubergines à la poêle en persillade

Coupez 1 belle aubergine en deux dans le sens de la longueur et faites-la cuire au four pendant 40 min à 180 °C (th. 6). Laissez refroidir et prélevez la chair cuite avec une cuillère et coupez-la en morceaux de la taille d'une noix. Épluchez 1 oignon nouveau et émincez-le. Dans une poêle antiadhésive, mettez 1 c. à c. d'huile d'olive et ajoutez l'oignon. Laissez dorer légèrement puis ajoutez l'aubergine. Salez, poivrez et laissez cuire 15 min. Pendant ce temps, lavez et émincez quelques branches de basilic et de persil. Pelez et hachez 1 gousse d'ail. Ajoutez la persillade et laissez cuire encore quelques minutes.

Astuce : la cuisson à la vapeur est une cuisson douce qui préserve le goût et les vitamines des légumes. Elle ne nécessite pas de matière grasse de cuisson, ce qui permet de faire une cuisine saine.

Purée de brocolis

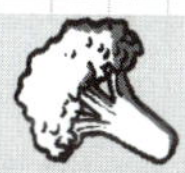

Faites cuire au cuit-vapeur quelques bouquets de brocolis. Mettez-les ensuite dans un robot mixeur avec un peu de crème de soja. Salez et dégustez bien chaud.

Salade de fruits frais (pour 4 personnes)

Épluchez et coupez en morceaux des fruits de saison : fraises, framboises, pêches, cassis, pommes, poires… Détaillez en petits cubes quelques abricots secs. Mettez le tout dans un saladier et ajoutez un filet de citron, un peu de jus d'orange pressée et du sucre de coco ou du fructose cristallisé. Mélangez bien et réservez au frais pendant 1 h minimum.

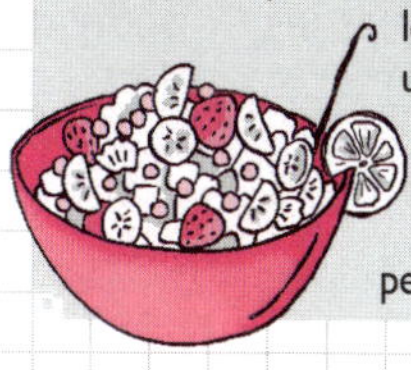

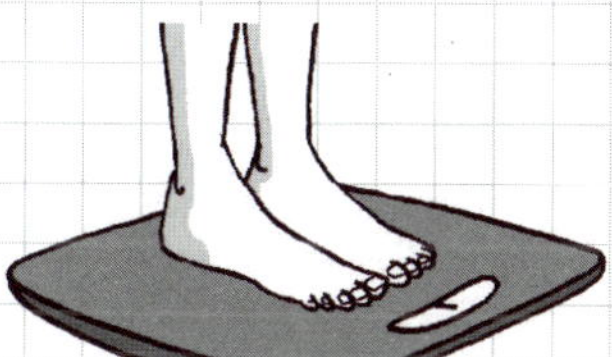

Vous avez terminé la première semaine ?
Il est temps de vous peser et de prendre vos mensurations ! Rendez-vous page 26 pour les noter !

Je mange dehors… comment faire ?

Bien sûr, suivre un programme minceur à la maison ne pose généralement pas trop de problèmes… Tout se complique lorsque vous mangez à l'extérieur, surtout si vous ne choisissez pas le menu ! Voici donc quelques conseils pour éviter la multiplication des écarts, qui pourrait vous être fatale.

Je mange à la cafétéria

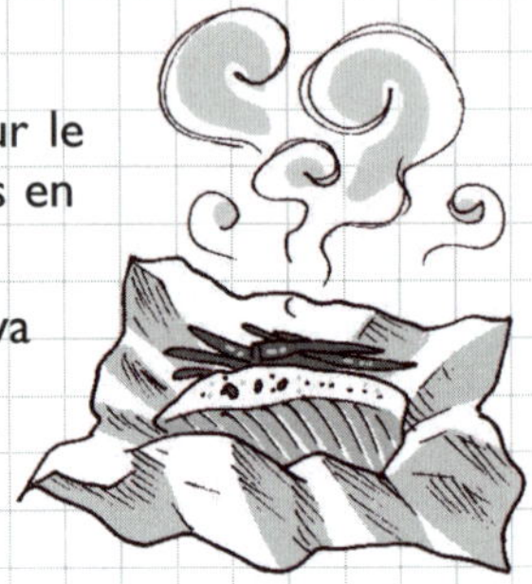

Commençons par le plus simple : la cafét'. Puisqu'elle fonctionne sur le mode du self-service avec un large choix de plats, vous devriez vous en sortir sans trop de difficultés.

✔ Prenez un plateau, des couverts et un verre (jusque-là, tout va bien…). Snobez en passant la corbeille à pain, même s'il s'agit de pain complet (IG = 65 !) et dirigez-vous directement vers les entrées froides. Vous avez le choix entre les différentes crudités proposées : carottes râpées, salades mélangées, radis, salade de tomates…

✔ Pour votre plat chaud, choisissez une viande (évitez bien évidemment les saucisses, l'entrecôte et les autres viandes grasses !) ou un poisson, accompagné(e) de légumes verts ou de légumes secs.

Astuce : demandez votre viande sans sauce et enlevez toujours le gras visible.

✔ Côté dessert, il y a toujours des laitages natures et des fruits frais, compatibles avec la phase d'attaque de votre programme. Évitez simplement la banane (même verte, son IG reste trop élevé) et passez rapidement devant les pâtisseries (même si elles vous font de l'œil…) et autres desserts sucrés qui feraient flamber l'IG de votre repas.

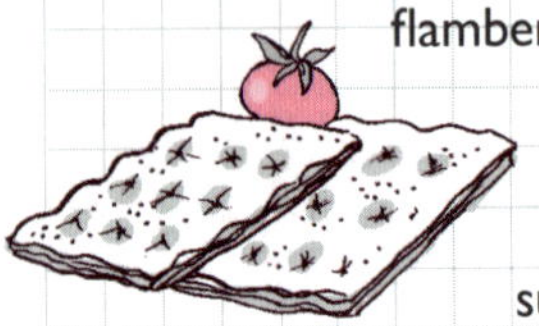

✔ Choisissez enfin votre boisson : eau plate ou pétillante. Évitez bien sûr les sodas (même *light*, ils attisent l'envie de sucré !) et les boissons alcoolisées.

Astuce : emportez dans votre sac 2 tranches de Wasa® fibres !

Je suis invité(e) chez Belle-maman

Là, clairement, ça se corse ! Surtout si Belle-maman profite de chaque repas de famille pour cuisiner ses plats préférés (lourds et gras). Argh !

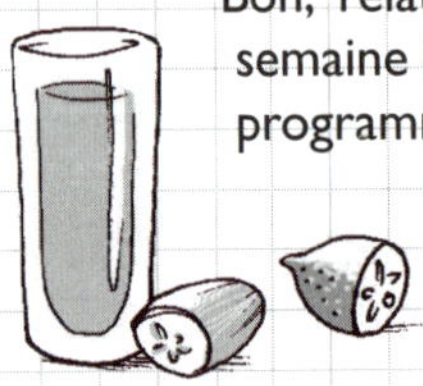

Bon, relativisons : vous ne devez pas manger chez Belle-maman trois fois par semaine ! Même si vous faites un écart, ce ne sera pas si dramatique pour votre programme brûle-graisse.

Si Belle-maman a préparé un plat à IG très élevé (pommes de terre, riz blanc…), faites-vous-en servir une petite portion et refusez poliment, avec le sourire, la deuxième fournée. Elle n'osera pas insister !

Et puis vous avez votre arme secrète : le jus de citron ! Vous pouvez toujours en mettre un filet dans votre verre d'eau en prétextant que cela vous aide à digérer : ça marche à tous les coups !

Astuce : un écart dans la semaine ne compromet pas votre perte de poids, à condition qu'il ne se répète pas !

Vous pouvez aussi proposer d'apporter le dessert ! Préparez alors une salade de fruits, sucrée avec un peu de fructose : c'est parfait pour terminer un repas et ça plaît à tout le monde. Vous éviterez ainsi la sempiternelle tarte aux pommes ou le traditionnel et très crémeux millefeuille du dimanche.

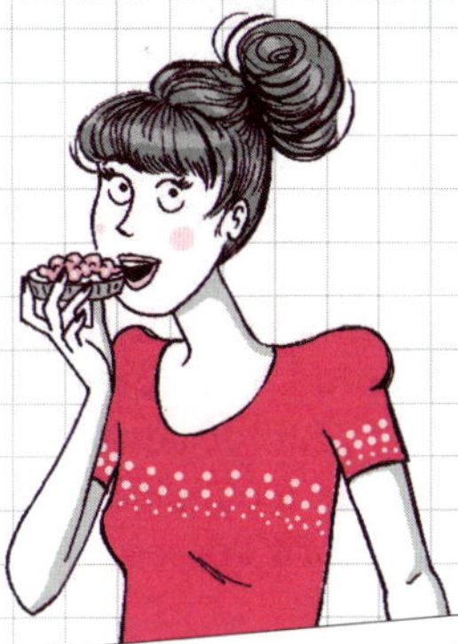

Je sors au restaurant

Un repas d'affaires à la brasserie ? Un dîner romantique ? Que ce soit au resto chinois, mexicain, italien ou japonais, les plats servis sont toujours plus riches et/ou plus copieux que ceux préparés à la maison. Et même si vous choisissez des sushis très pauvres en graisses, leur IG est malheureusement bien trop élevé ! Considérez donc le repas au resto comme un écart à ne pas répéter dans la même semaine ! Une fois, ça va, deux fois…

Vous faites un écart ? Ne culpabilisez surtout pas ! Profitez du moment, savourez sans abuser, vous reprendrez votre programme le lendemain !

Astuce : si vous commandez une salade composée, demandez au serveur s'il est possible d'avoir la sauce « à part ». Vous pourrez ainsi doser vous-même l'assaisonnement !

Commandez si possible des plats compatibles avec votre programme

✔ Viande maigre (poulet, rosbif, gigot d'agneau) ou poisson (filet de sole, saumon, cabillaud…).

✔ Légumes verts (poêlée de légumes, haricots verts, ratatouille, salade verte) ou légumes secs (lentilles, purée de pois cassés…).

✔ Fromage blanc (regardez bien le menu, il y en a souvent dans la liste des desserts !) ou salade de fruits si elle est proposée.

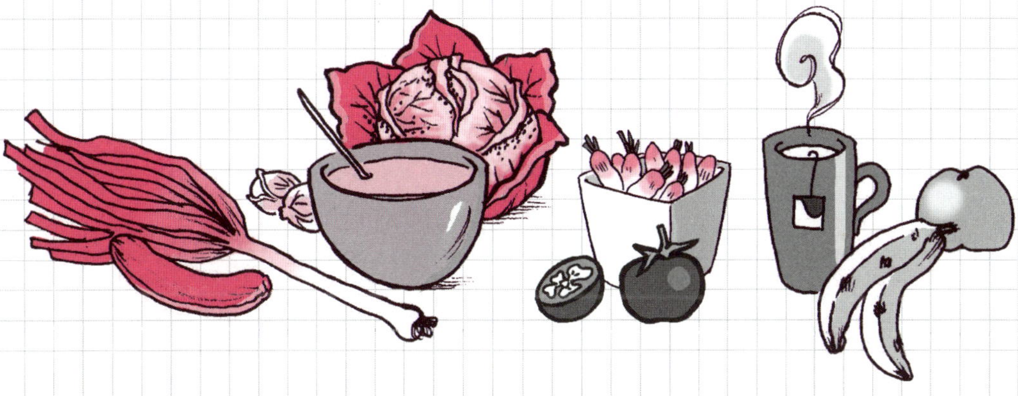

Quelle activité physique me conviendrait le mieux ?

Pour optimiser votre perte de poids, traquez l'inactivité ! Oubliez le fauteuil et la télé, bannissez les ascenseurs et cherchez avant tout à bouger ! Vous accentuerez ainsi l'effet brûle-graisse de votre programme, préserverez votre masse musculaire, évacuerez le stress et ferez le plein d'endorphines, ces fameuses hormones qui vous remplissent de bien-être après une séance d'activité physique ! Allez, passez à l'action !

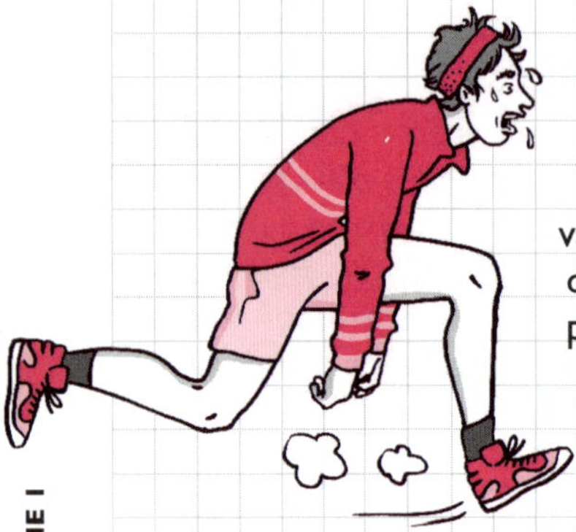

Faire du sport, c'est bien, choisir le bon, c'est mieux !

Les activités qui permettent de puiser le plus efficacement dans les réserves de graisses sont celles qui mobilisent les muscles en continu : inutile donc de sprinter pendant 10 minutes, mieux vaut marcher d'un bon pas pendant ¾ d'heure ! Les activités d'endurance (marche, natation, jogging, vélo…) sont idéales pour permettre à l'organisme de déstocker ses graisses, à condition de tenir au minimum 40 minutes ! Ayez bien à l'esprit que ce n'est pas parce que vous êtes essoufflé(e) que vous brûlez plus de graisse !

Choisissez une activité qui vous plaît, sinon vous serez tenté(e) d'abandonner au bout de quelques séances de supplice !

Voici la dépense énergétique moyenne de quelques activités d'endurance :

Activité physique	Calories dépensées par heure (moyenne)
Marche rapide	200 à 300
Danse	200 à 300
Gymnastique	300
Roller	300 à 400
Zumba	400
Vélo	400
Course à pied	400 à 500
Natation	400 à 600
Ski de fond	500 à 600

Notez les activités qui vous correspondent le mieux

....

....

....

....

....

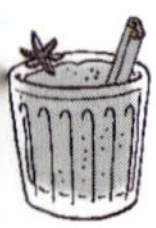

Faire du sport à deux, c'est mieux !
Une baisse de motivation, un coup de fatigue, et vous trouverez toujours une bonne raison pour annuler votre séance d'activité physique tandis que, si vous êtes deux, il y en aura toujours un(e) pour entraîner l'autre !

Si vous n'avez pas fait de sport depuis longtemps, prenez rendez-vous chez votre médecin pour faire un bilan de santé.

Notez les jours et les horaires pendant lesquels vous pouvez dégager du temps pour faire du sport

....

....

....

....

Je n'ai pas le temps de faire du sport

C'est ce que j'entends tout le temps… mais ça ne marche pas avec moi ! Tout est question de priorités et d'organisation. Les séances d'activité physique doivent s'intégrer dans votre emploi du temps, au même titre qu'un rendez-vous chez le médecin. Programmez donc des plages horaires pour le sport, en prévoyant 40 minutes au minimum. À vos agendas !

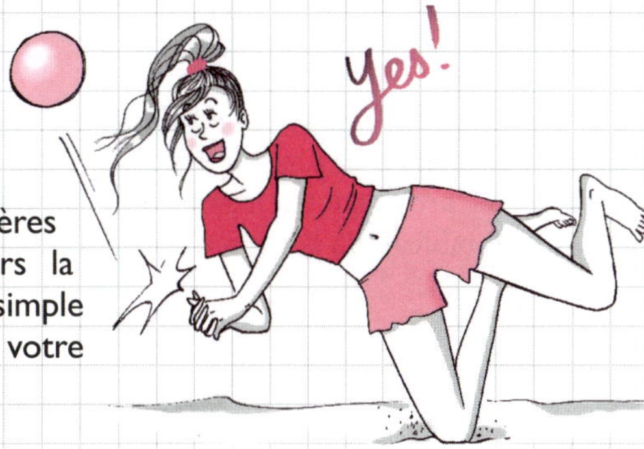

Je m'essouffle rapidement

Si vous avez l'impression d'étouffer dès les premières minutes d'activité physique, tournez-vous vers la marche rapide. C'est une activité naturelle, simple et accessible à tous ! Vous verrez, petit à petit, votre souffle s'améliorera !

Mes stratégies pour marcher plus

- ☐ Je promène Médor plus longtemps chaque jour (vous ferez un chien heureux).
- ☐ Je descends du métro (ou du bus) une station plus tôt pour terminer mon chemin à pied.
- ☐ Je gare ma voiture au fond du parking quand je vais faire mes courses (vous verrez : il y a plein de places !).
- ☐ J'oublie la voiture pour mes petits déplacements (et j'économise du carburant).
- ☐ Le week-end, je propose une balade en famille (et tout le monde s'y met !).

Boostez votre motivation avec un podomètre !
Le podomètre est un petit boîtier très discret qui s'accroche à votre pantalon. Il compte vos pas pour vous lorsque vous marchez, et calcule la distance parcourue. L'objectif est d'atteindre quotidiennement 5 000 pas pour sortir de la sédentarité, et d'arriver progressivement aux 10 000 pas pour une efficacité optimale !

J'ai mal aux genoux

Si vous avez mal aux articulations, et particulièrement aux genoux, certaines activités vous sont déconseillées, comme la course à pied ou le ski. Mais vous n'allez pas échapper au sport pour autant ! Tournez-vous vers les activités qui protègent les articulations : le vélo, la natation, et bien sûr la marche (eh oui, encore et toujours !) sont parfaitement indiqués dans votre cas. Demandez conseil à votre médecin.

L'activité physique est primordiale pour la santé des articulations ! Évitez simplement les sports d'impact et les sports de glisse, particulièrement traumatisants pour les genoux.

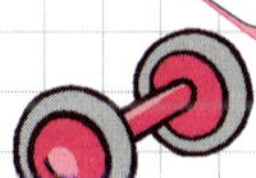

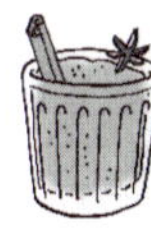

Chapitre 4

Je passe en phase de croisière : semaines 2 à 4

La phase d'attaque est terminée (ouf !)… Le plus dur est donc derrière vous, et vous allez pouvoir commencer la phase de croisière qui, comme son nom l'indique, est bien plus paisible ! Pendant les 3 prochaines semaines, vous pouvez choisir des aliments à IG moyen (< 50). Reprenez donc le tableau de la page 11 et mettez-le bien en évidence dans votre cuisine !

Principes et conseils pour bien choisir ses aliments

Une base saine riche en végétaux

Les fruits et légumes doivent rester la base de votre alimentation. Outre leur IG bas, ils sont riches en fibres, en vitamines et en minéraux, autrement dit, ils sont votre atout forme, minceur et bien-être ! Préférez bien évidemment les produits de saison (les fraises achetées en décembre sont chères et sans aucun goût) et limitez les matières grasses d'assaisonnement au strict nécessaire !

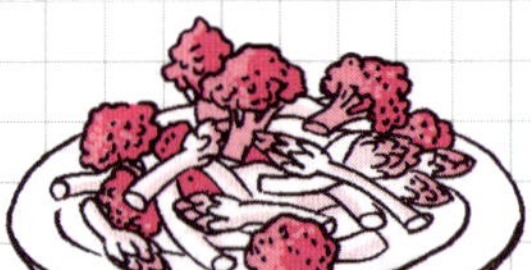

Ne supprimez pas complètement les graisses d'assaisonnement !
Les graisses sont indispensables à l'équilibre nutritionnel car elles apportent des vitamines (A, D et E) mais aussi des acides gras que l'organisme est incapable de synthétiser seul ! Comme toujours, c'est leur consommation en excès qu'il faut combattre.

Check-list des viandes maigres à privilégier

- ✔ Agneau : gigot (dégraissé)
- ✔ Bœuf : bifteck, faux-filet, filet, rosbif, steak haché à 5 % de MG
- ✔ Canard : aiguillettes
- ✔ Cheval : tous les morceaux
- ✔ Lapin : tous les morceaux (sans le « gras visible »)
- ✔ Porc : bacon maigre (tranches), filet mignon, jambon blanc, rôti (dans le filet)
- ✔ Veau : escalope, foie, rôti (dégraissé)
- ✔ Volaille : blanc de poulet et de dinde, cuisse (sans peau)

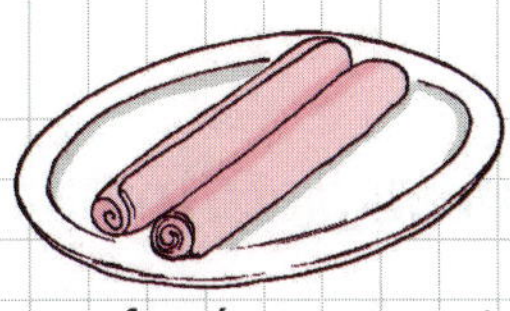

Des viandes maigres

Non, la viande rouge n'est pas forcément une viande grasse ! Ôtez-vous cette idée de la tête. Quant au poulet, il peut vite devenir « gras » si vous le consommez avec sa peau (je sais, elle est croustillante à souhait… mais la peau des volailles contient près de 70 % de graisse !). Choisissez les morceaux des viandes contenant 7 à 8 % de matière grasse maximum.

Des céréales à IG moyen

Chose promise, chose due : vous allez pouvoir manger du pain ! Mais, attention, choisissez-le bien : il doit s'agir de pain intégral au levain. Oubliez la baguette ultra-blanche !

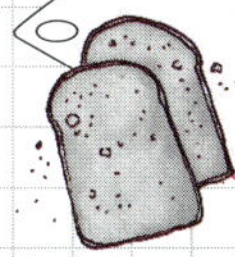

Où trouver du pain intégral au levain ?
En magasin bio ! Il s'agit d'un pain réalisé avec une farine intégrale (type 150) et cuit avec un levain naturel. Sa mie est dense et très parfumée. Par ailleurs, le levain naturel améliore la digestibilité du pain : n'ayez aucune inquiétude pour vos intestins !

En plus des céréales à IG < 35 (quinoa, orge, vermicelles), vous pouvez manger du sarrasin, de l'épeautre complet, du riz basmati, des spaghettis cuits *al dente*… de quoi raviver vos papilles ! Même la semoule de couscous complète et les patates douces sont autorisées, ce qui permet de diversifier très largement vos menus.

Comment cuisiner l'épeautre ou le sarrasin ?
Ces céréales anciennes (que vous trouverez sous forme de grains ou de boulgour en magasin bio) se cuisinent de la même façon que le riz ou les pâtes. Elles apportent des fibres et des minéraux et ont un petit goût de noisette très agréable !

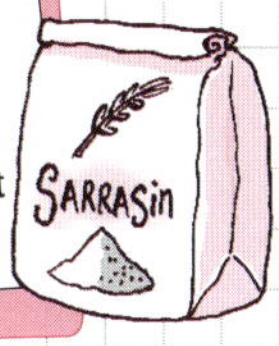

Des laitages simples

Continuez à choisir des laitages simples, c'est-à-dire nature et pauvres en graisses. Mais nature ne veut pas dire sans goût ! Vous pouvez très bien les aromatiser vous-même avec des fruits rouges (cassis, framboises, myrtilles, fraises en morceaux…), avec un peu de confiture au fructose, ou même un peu de café soluble (résultat garanti !) et de sirop d'agave. Soyez imaginatif(ve) et créatif(ve) !

Check-list des accessoires (indispensables !) pour cuisiner

- ✔ Autocuiseur et/ou cuit-vapeur : pour tous les légumes et poissons
- ✔ Papier cuisson : pour les papillotes
- ✔ Plancha, gril ou pierrade : pour les pièces de viandes
- ✔ Poêle antiadhésive : pour les viandes grillées
- ✔ Spray à huile : pour assaisonner
- ✔ Wok : pour les légumes sautés

Bien choisir ses aliments… et ses modes de cuisson !

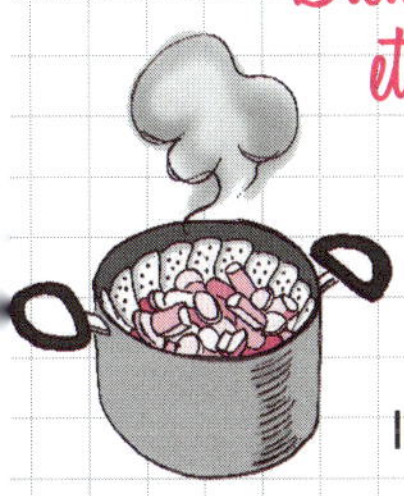

Vous l'avez compris, une cuisson inadaptée de spaghettis oubliés sur le feu ferait immédiatement flamber l'IG…

Pour les viandes, poissons et légumes, privilégiez les cuissons à la vapeur, au four (papillotes) et à l'étouffée qui préservent mieux les vitamines, et bannissez les fritures et les rissolages qui transforment les aliments en bombes de graisses !

Mon petit déjeuner personnalisé pour cette phase

Vous aimez les petits déjeuners copieux ? Vous avez raison : le petit déjeuner doit idéalement apporter le quart de nos apports énergétiques journaliers, de quoi composer un vrai petit repas et faire le plein d'énergie pour toute la journée ! Si vous avez horreur de la monotonie, je vous propose plusieurs petits déjeuners selon vos envies et votre humeur…

Petit déjeuner traditionnel

- Thé ou café (avec éventuellement un peu de sucre à IG bas)
- 2 tartines de pain intégral au levain beurrées
- 1 orange
- 1 fromage blanc nature

Évitez les jus de fruits : ils ne rassasient pas autant que les fruits frais !

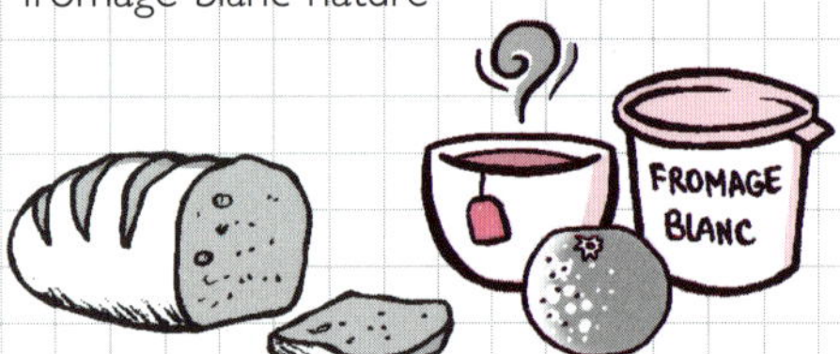

Petit déjeuner au müesli

- Thé ou café (avec éventuellement un peu de sucre à IG bas)
- 1 bol de müesli complet sans sucre avec des morceaux de fruits frais et secs (amandes et noisettes concassées, abricots secs en morceaux, fraises, framboises…)
- 1 yaourt nature ou 150 g de fromage blanc

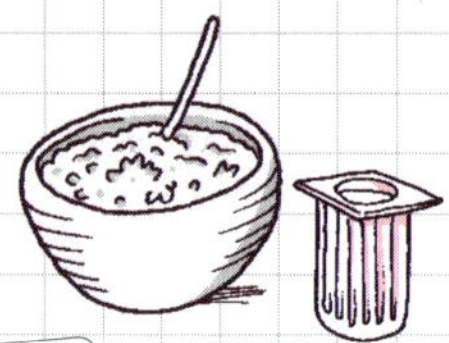

Réalisez vous-même votre müesli en mélangeant des flocons de quinoa, d'avoine et d'orge.

Petit déjeuner américain

- Thé ou café (avec éventuellement un peu de sucre à IG bas)
- Œuf au plat et bacon (tranches)
- 2 tranches de pain intégral au levain beurrées
- 1 fruit frais

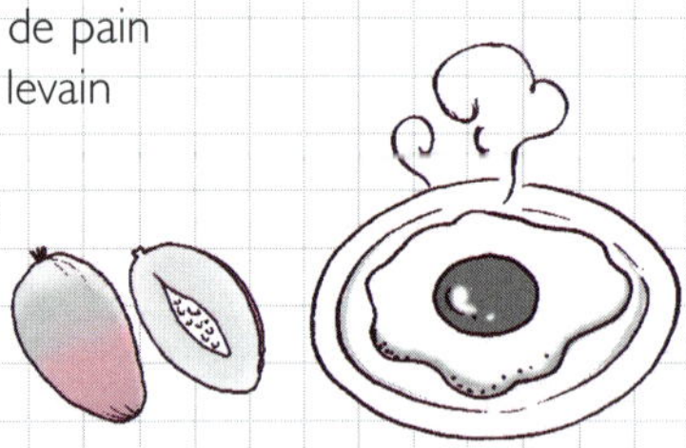

Pour sucrer vos boissons et laitages, vous avez le choix entre du fructose cristallisé, du sirop d'agave ou du sucre de coco.

Petit déjeuner gourmand

- 1 bol de lait demi-écrémé + cacao en poudre non sucré + fructose en poudre
- 1 ramequin de salade de fruits frais
- 2 crêpes à IG moyen

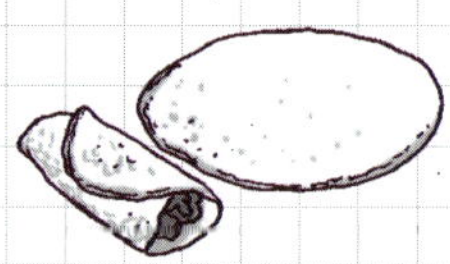

Crêpes à IG moyen (pour 12 crêpes environ)

Mettez 250 g de farine complète d'épeautre dans un saladier. Ajoutez 3 œufs, 60 g de fructose et une pincée de sel. Mélangez et versez progressivement 60 cl de lait demi-écrémé en battant avec un fouet. Incorporez 1 c. à s. d'huile de tournesol et 1 c. à c. de vanille liquide. Laissez la pâte reposer pendant 1 h au réfrigérateur puis faites cuire les crêpes dans une poêle antiadhésive que vous aurez graissée à l'aide d'un pinceau alimentaire.

Semaine 2 : Mes menus

C'est parti pour cette deuxième semaine avec 7 jours de menus et de recettes riches en goût ! Continuez à bien structurer vos repas (entrée + plat + dessert) et veillez à limiter la matière grasse de cuisson. Si un plat ne vous plaît pas, remplacez-le par un plat équivalent.

Mon mémo d'équivalences

Si je n'aime pas...	Je peux remplacer par...
Un légume	Un autre légume (cru ou cuit)
Une viande ou un poisson	Une autre viande, un autre poisson ou 2 œufs
Une céréale	Une autre céréale (IG < 50), des légumes secs ou du pain intégral au levain
Un fruit	Un autre fruit ou une compote
Un laitage	Un autre laitage

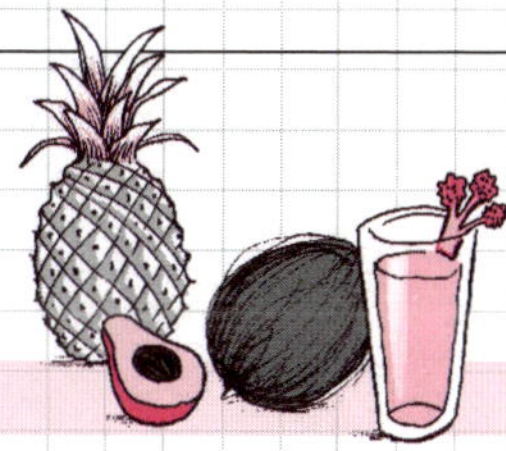

JOUR 1

Déjeuner

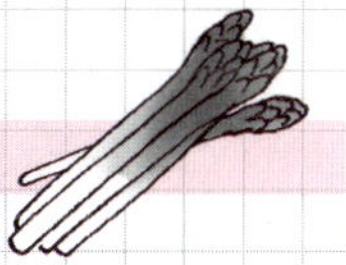

- Asperges sauce vinaigrette
- Filet de lieu noir en papillote sur lit de tomates et d'oignons émincés
- Riz basmati complet
- Smoothie à la pêche

Astuce : pour alléger une sauce vinaigrette, ajoutez-y autant de cuillerées à soupe d'eau que de cuillerées d'huile.

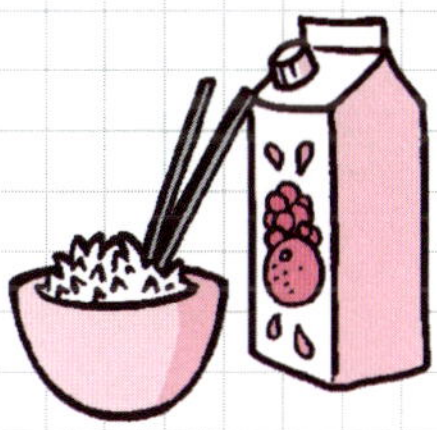

Dîner

- Tzatziki
- 2 tranches de jambon de dinde
- Petits pois et jeunes carottes + huile de noisettes
- Ananas frais

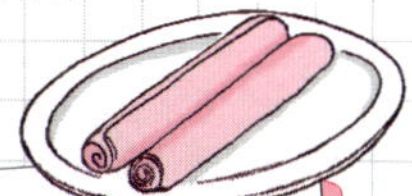

Info nutrition
Les petits pois sont à mi-chemin entre les féculents et les légumes verts. Riches en fibres, ils s'intègrent parfaitement dans votre programme brûle-graisse (IG = 35).

Smoothie à la pêche

Pelez et découpez en morceaux 1 belle pêche (ou 2 petites) puis mettez-la dans un mixeur avec 1 yaourt nature et 1 c. à c. de sucre de coco. Mixez pendant 30 s, puis ajoutez 2 glaçons ou 2 c. à s. de glace pilée. Mixez à nouveau pendant quelques secondes puis versez dans un grand verre à orangeade.

Tzatziki

Épluchez et râpez ½ concombre puis laissez-le dégorger avec un peu de sel pendant 30 min dans une passoire. Rincez-le, pressez-le pour enlever l'excès d'eau et mettez-le dans un bol. Mélangez avec ½ yaourt brassé nature. Ajoutez ½ échalote hachée finement, du poivre du moulin et des feuilles de menthe ciselées.

JOUR 2

Déjeuner

- Chou rouge râpé, sauce vinaigrette
- Couscous au poulet
- Faisselle à 0 % de MG + fruits rouges écrasés

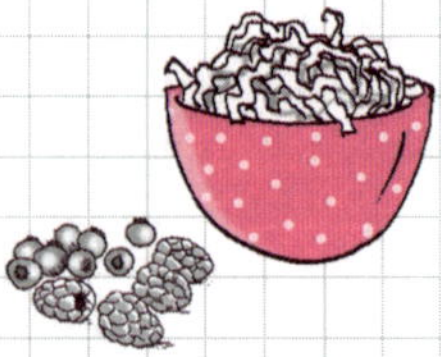

Couscous au poulet (pour 4 personnes)

Ôtez la peau de 4 cuisses de poulet. Épluchez et coupez en morceaux 1 carotte, 1 poivron, 2 oignons et 1 navet. Dans une cocotte, faites revenir dans 2 c. à s. d'huile les morceaux de poulet, puis retirez-les. Dans la même cocotte, faites revenir les légumes puis ajoutez 1 c. à s. d'épices à couscous, du sel et du poivre. Quand les légumes sont bien dorés, intégrez 1 courgette et 2 tomates en cubes. Couvrez d'eau, ajoutez le poulet et laissez mijoter pendant 45 min. Au dernier moment, versez ½ boîte de pois chiches dans la cocotte et préparez la semoule de couscous complète (200 g crue environ).

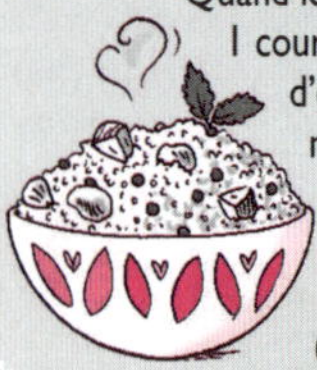

Variante : si vous êtes plus « blancs de poulet » que « cuisses », pas de problème ! Dans ce cas, remettez le poulet coupé en gros dés dans la cocotte un quart d'heure seulement avant la fin de la cuisson.

Dîner

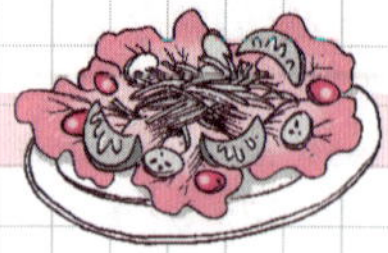

- Rillettes de maquereau
- Salade composée : salade frisée, tomate, concombre, oignon blanc émincé, comté, sauce vinaigrette
- Pomme au four à la cannelle
- 1 tranche de pain intégral au levain

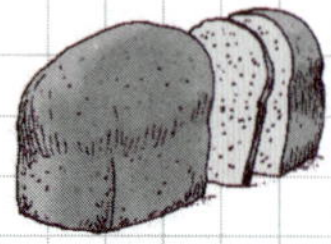

Rillettes de maquereau

Écrasez grossièrement 1 filet de maquereau au vin blanc (en conserve). Épluchez et hachez ½ échalote et mélangez avec le maquereau. Ajoutez un petit filet de citron vert, une petite pincée de piment d'Espelette (attention, c'est fort !), 20 g de fromage frais (type Saint-Môret®), 1 c. à c. de câpres grossièrement écrasées et de la menthe ciselée. Mélangez et réservez au frais pendant 1 h.

Pomme au four à la cannelle

Préchauffez votre four à 180 °C (th. 6). Lavez 1 belle pomme golden, ôtez son trognon sans la couper puis piquez-la avec une fourchette à différents endroits. Déposez-la dans un plat allant au four et versez un peu d'eau dans le fond du plat. Mélangez 1 c. à c. de fructose avec un peu de cannelle en poudre et versez ce mélange dans le trou que vous avez creusé au centre de la pomme. Enfournez pour 30 min environ.

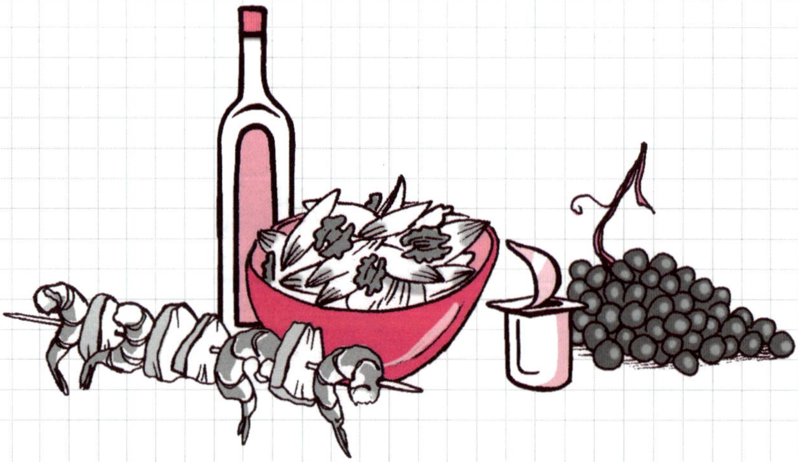

JOUR 3

Déjeuner

- Céleri râpé, sauce au yaourt
- Steak haché à l'orientale
- Spaghettis cuits *al dente*
- 1 poire

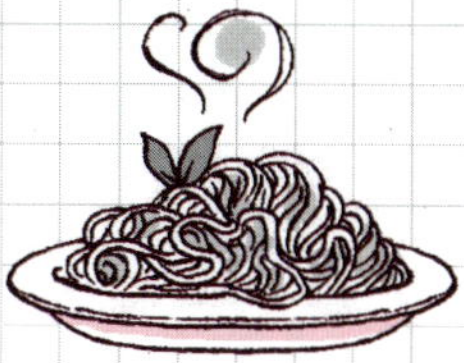

Les pâtes *al dente* doivent être encore fermes après cuisson !

Sauce au yaourt (pour 4 personnes)

Mélangez 1 c. à s. de vinaigre avec une pincée de sel. Ajoutez 1 c. à c. de moutarde, du poivre, puis 2 c. à s. d'huile de colza. Mélangez bien puis intégrez 1 yaourt brassé nature. Terminez par les herbes aromatiques de votre choix (ciboulette, menthe, coriandre…).

Steak haché à l'orientale

Pelez et hachez finement ½ échalote. Mettez 1 steak haché à 5 % de matière grasse (125 g) dans un bol et ajoutez l'échalote hachée, une pincée de cumin et une pincée de cinq-épices. Mélangez bien et reconstituez le steak haché. Graissez une poêle antiadhésive avec un pinceau alimentaire et faites cuire le steak pendant 2 à 3 min de chaque côté. Salez en fin de cuisson.

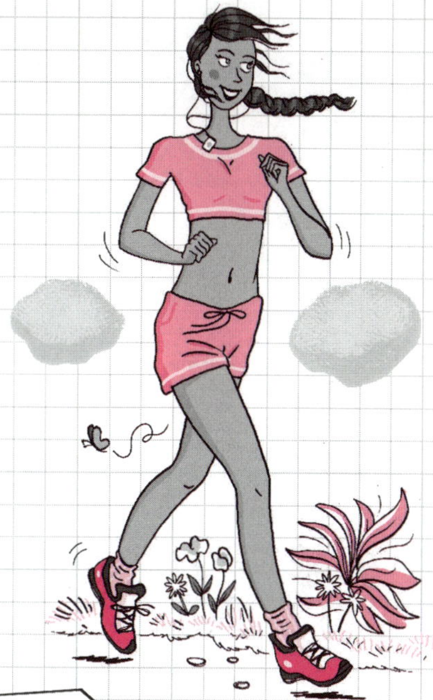

Dîner

- Salade de riz complet, tomate, avocat et gouda au cumin, sauce vinaigrette
- Œufs coque
- Tagliatelles de courgettes
- Fraises au sucre de coco

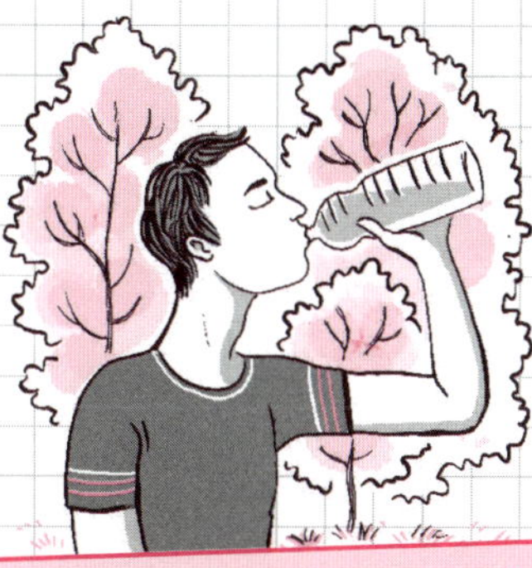

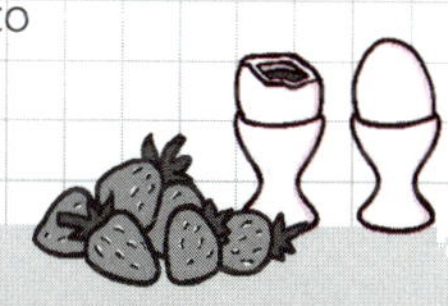

Mon défi du jour : boire 1,5 litre d'eau !
Buvez, éliminez… ça vous rappelle quelque chose ? Boire de l'eau ne fait pas maigrir, mais aide à éliminer les toxines ! Et des toxines, on en a à éliminer dans un programme brûle-graisse ! Alors, à vos bouteilles !

Tagliatelles de courgettes

Lavez et coupez les extrémités de 2 petites courgettes très fines puis taillez-les en tagliatelles à l'aide d'un économe. Pelez ½ gousse d'ail et hachez-la. Dans un wok, faites chauffer 1 c. à s. d'huile d'olive et ajoutez l'ail et les courgettes. Faites cuire à feu vif pendant 5 min en remuant. Salez et poivrez en fin de cuisson.
Les courgettes doivent rester croquantes.

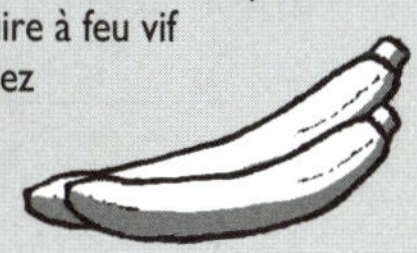

JOUR 4

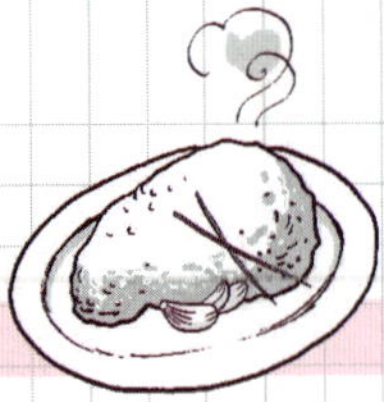

Déjeuner

- Brochettes de tomates, avocat et crevettes
- Escalope de veau poêlée
- Fenouils braisés au four
- Fromage blanc nature
- 1 tranche de pain intégral au levain

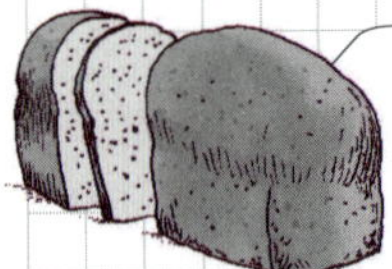

Une fois tranché, n'hésitez pas à congeler votre pain intégral. Vous pouvez choisir du pain intégral à la farine de blé mais aussi au seigle ou à l'épeautre, selon vos goûts et vos humeurs !

Brochettes de tomates, avocat et crevettes

Décortiquez 1 dizaine de crevettes cuites. Lavez et coupez en deux 1 dizaine de tomates cerise. Épluchez et coupez en cubes ½ avocat, puis citronnez-le pour éviter qu'il noircisse, et saupoudrez de graines de sésame que vous aurez préalablement grillées dans une poêle antiadhésive. Montez les brochettes en alternant tomates, avocat et crevettes. Dégustez sans attendre !

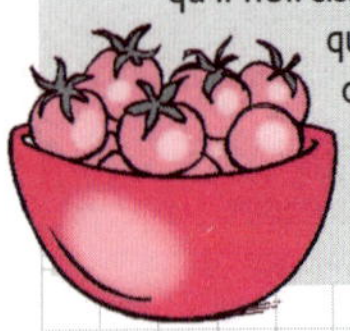

Dîner

- Salade de lentilles à l'échalote
- Rosbif au four
- Haricots verts vapeur + filet d'huile d'olive
- 1 yaourt nature
- 1 compote pomme-poire sans sucre ajouté

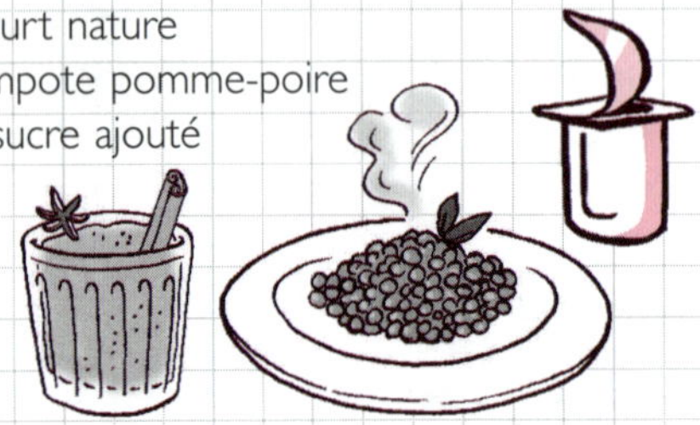

Salade de lentilles à l'échalote (pour 2 personnes)

Rincez 1 petite boîte de lentilles au naturel et versez le contenu dans un saladier. Épluchez et émincez 1 échalote et mélangez-la avec les lentilles. Préparez ensuite l'assaisonnement : mélangez 1 c. à c. de moutarde avec 1 c. à s. de vinaigre, ajoutez 2 c. à s. d'huile végétale, salez, poivrez et versez sur les lentilles. Laissez macérer pendant 30 min.

Faut-il manger des féculents au dîner ?

Les féculents doivent être présents au déjeuner pour éviter les fringales en milieu d'après-midi. Le soir, ils ne sont pas indispensables, sauf si des petits creux vous assaillent systématiquement après le dîner !

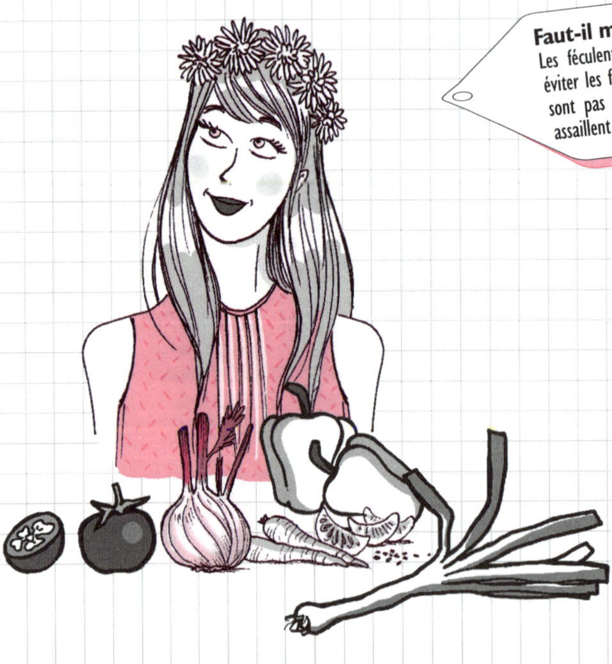

Vous déjeunez en solo au bureau ?
Investissez dans une lunch-box : c'est l'accessoire indispensable pour emporter votre repas équilibré ! Le must : la lunch-box réfrigérée qui garde votre salade composée au frais pendant toute la matinée ! À compléter avec un fruit frais et, bien sûr, votre bouteille d'eau minérale, à boire jusqu'à plus soif !

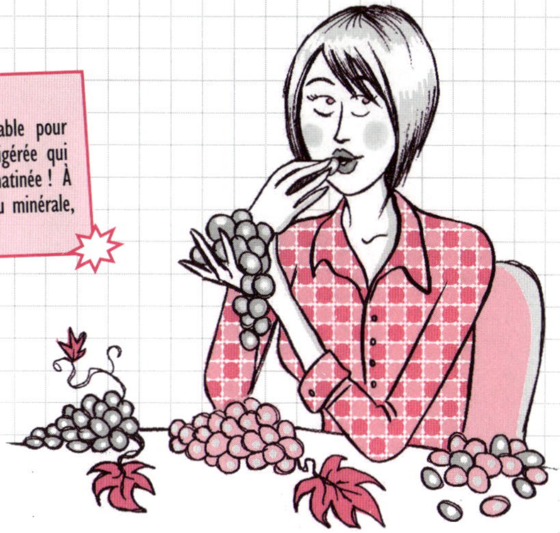

JOUR 5

Déjeuner

- Salade composée : riz complet, thon, œuf dur, tomate, concombre, poivron, cœurs de palmier, sauce vinaigrette
- 1 tranche de rôti de porc froid
- Fromage blanc nature
- Ananas en carpaccio et fraises au citron vert

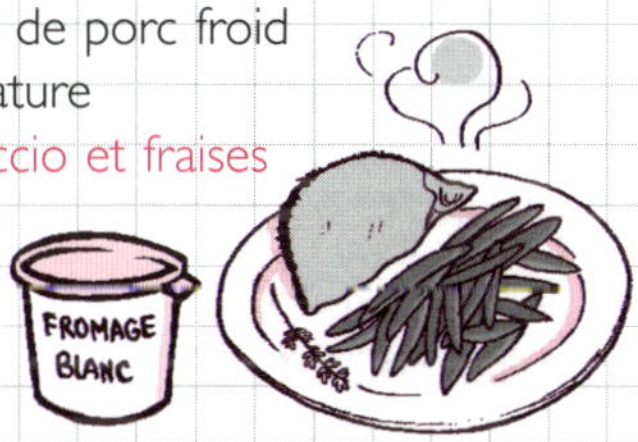

Dîner

- Salade de roquette aux noix
- Chili con carne
- Petit-suisse nature
- 1 pomme

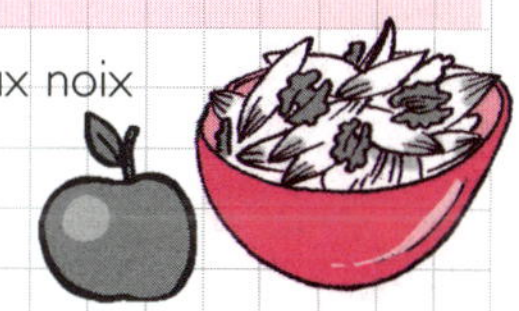

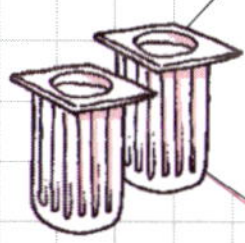

Riches en protéines, les petits-suisses nature sont très efficaces pour calmer les petits creux et les grosses fringales ! Choisissez-les à 0 % de MG ou au lait demi-écrémé.

Ananas en carpaccio et fraises au citron vert (pour 4 personnes)

Épluchez 1 ananas, enlevez les « yeux », puis coupez-le en rondelles très fines avec un couteau bien aiguisé. Lavez 150 g de fraises, équeutez-les et coupez-les en deux. Râpez finement le zeste d'un citron vert et mélangez avec 2 c. à s. de fructose en poudre. Disposez les tranches d'ananas sur des assiettes, parsemez de fraises puis arrosez de sucre citronné. Décorez avec des feuilles de basilic ciselées.

Chili con carne (pour 4 personnes)

Épluchez et émincez 2 oignons. Lavez, videz et coupez en morceaux 1 poivron rouge. Dans une cocotte, faites revenir les oignons dans 1 c. à s. d'huile de tournesol. Ajoutez 400 g de bœuf haché à 5 % de MG et faites cuire à feu doux en mélangeant. Ajoutez les poivrons, 1 c. à c. de chili en poudre, 2 c. à c. de cumin en poudre, 70 g de concentré de tomate, 1 cube de bouillon de bœuf et 30 cl d'eau. Salez et laissez mijoter pendant 30 min. Rajoutez un peu d'eau en cours de cuisson si nécessaire. Intégrez 1 grosse boîte de haricots rouges égouttés et poursuivez la cuisson encore 10 min.

Les fruits et légumes proposés dans ces menus ne sont pas forcément de saison selon le moment où vous entamez votre programme brûle-graisse (on n'a pas toujours envie de manger du pamplemousse au mois de mai !). Vous pouvez donc modifier les menus grâce au jeu des équivalences (remplacer par exemple le pamplemousse par du melon) ou choisir des fruits et légumes « nature » surgelés (myrtilles, épinards, brocolis…).

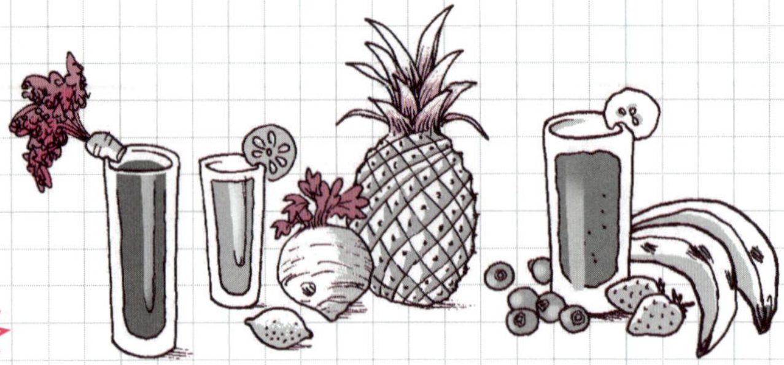

JOUR 6

Déjeuner

- Houmous
  + 1 tranche grillée de pain intégral au levain
- Cuisse de lapin rôti aux herbes
- Épinards sautés
- Faisselle nature avec des myrtilles écrasées

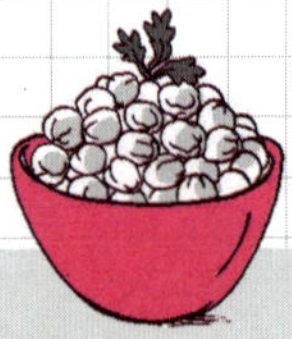

Houmous (pour 4 personnes)

Égouttez et rincez 1 petite boîte de pois chiches au naturel. Mixez-les avec le jus d'1 citron jusqu'à l'obtention d'une pâte fine et homogène. Ajoutez 30 cl d'huile de sésame et mixez à nouveau. Pelez 2 gousses d'ail, ôtez les germes et hachez-les avant de les intégrer à la purée de pois chiches. Salez à votre convenance et décorez de menthe ciselée. Servez avec des tranches de pain intégral grillées.

Dîner

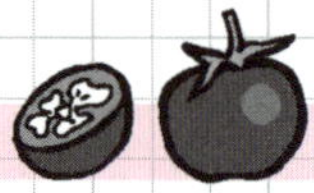

- ½ pamplemousse
- Filet de cabillaud au court-bouillon
- Tomates à la provençale
- 1 yaourt brassé nature

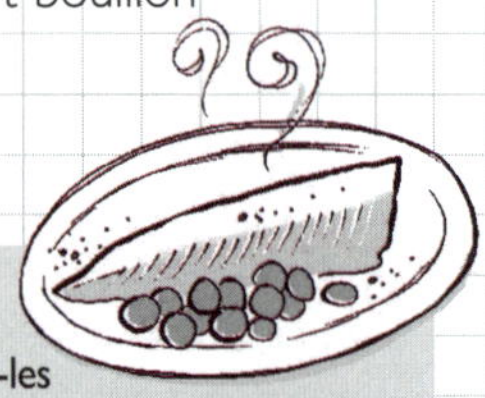

Tomates à la provençale

Lavez 2 belles tomates et coupez-les en deux avant de les saler et de les retourner sur un plat pour les faire dégorger pendant 15 min. Faites griller au four un morceau de pain intégral au levain pour le dessécher et émiettez-le afin d'obtenir une chapelure grossière. Lavez et hachez quelques brins de persil. Pelez et hachez 1 gousse d'ail. Mélangez l'ail, le persil et la chapelure avec un peu d'herbes de Provence et de sel. Garnissez les tomates avec ce mélange, arrosez d'un petit filet d'huile d'olive et enfournez à 210 °C (th. 7) pour 20 min.

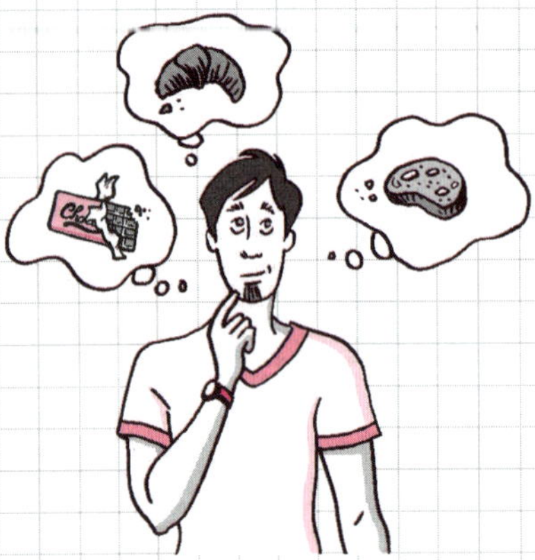

Vous avez craqué ?

L'envie de sucre était trop forte et vous avez succombé ? Je vous l'ai déjà dit : il est tout à fait normal de craquer de temps en temps… et même conseillé ! Refouler ses envies ne fait qu'accentuer les frustrations qui mènent inéluctablement au dérapage incontrôlé. Autorisez-vous (une seule fois par semaine, pas tous les jours !) un petit plaisir à IG élevé qui agira comme la soupape de sécurité de la Cocotte-Minute®.

JOUR 7

Déjeuner

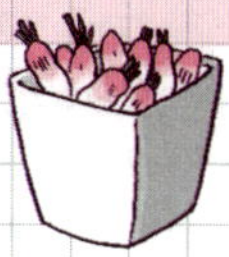

- Radis à la croque au sel
- Escalope de dinde poêlée
- Quinoa et courgettes sautées
- Yaourt au soja nature + fructose en poudre
- Verrine d'agrumes

Dîner

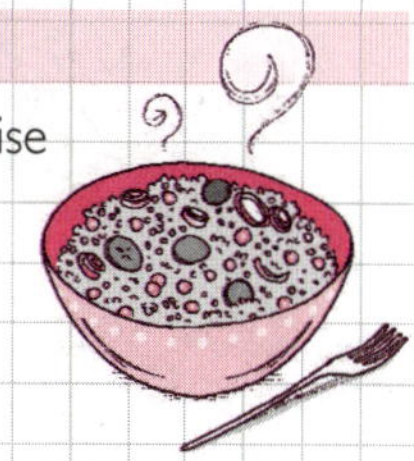

- Salade verte, tomates cerise et dés de jambon
- Crêpe de blé noir
- Compote de pêche

Info nutrition
Le blanc de dinde est très riche en protéines et très pauvre en graisse. Sa texture particulière demande un travail important de mastication, ce qui renforce son pouvoir rassasiant.

Verrine d'agrumes

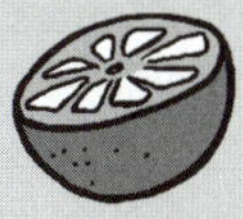

Coupez à vif ½ pamplemousse et ½ orange. Détaillez-les en fins quartiers. Ajoutez 1 c. à s. de jus de citron et 1 c. à s. de sucre de coco, mélangez et entreposez au réfrigérateur pendant 1 h. Servez bien frais, décoré de quelques feuilles de menthe ciselées.

Crêpes de blé noir (pour 6 grandes crêpes)

Préparez la pâte à crêpes : mélangez 200 g de farine de sarrasin (blé noir) avec 1 œuf entier et 1 c. à c. de gros sel. Versez progressivement 50 cl d'eau, en mélangeant pour éviter la formation de grumeaux. Laissez reposer 1 h au réfrigérateur. Ajoutez un peu d'eau si besoin (la pâte doit former un ruban fluide).

Formez ensuite les galettes : graissez une poêle antiadhésive avec un pinceau alimentaire et versez-y une louche de pâte à crêpes. Laissez prendre puis ajoutez la garniture de votre choix : jambon blanc ou tranches de bacon, champignons, fromage (de chèvre ou râpé…). Refermez la galette en la pliant en quatre, puis tournez-la et poursuivez la cuisson 3 à 4 min. Ajoutez une petite noisette de beurre demi-sel en fin de cuisson. Renouvelez l'opération pour former les autres crêpes.

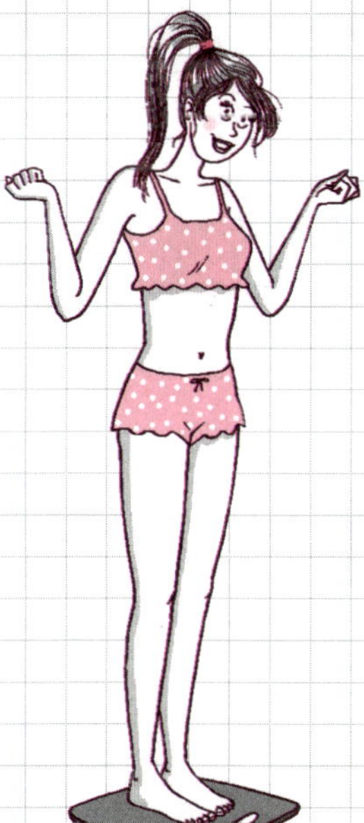

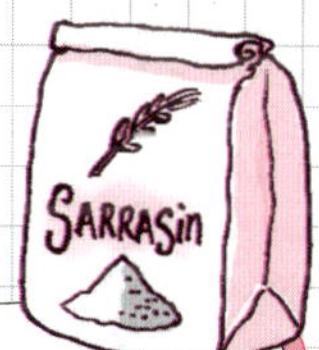

Info nutrition
Le sarrasin, appelé aussi « blé noir », est riche en protéines, en fibres, minéraux et oligoéléments (magnésium, cuivre, manganèse). Il ne contient pas de gluten et son IG est de 40.

C'est l'heure du bilan !
Vous êtes déjà à mi-chemin de votre programme brûle-graisse ! Je suis certaine que vous voyez (et sentez) déjà les résultats de vos efforts… Bravo ! Continuez !

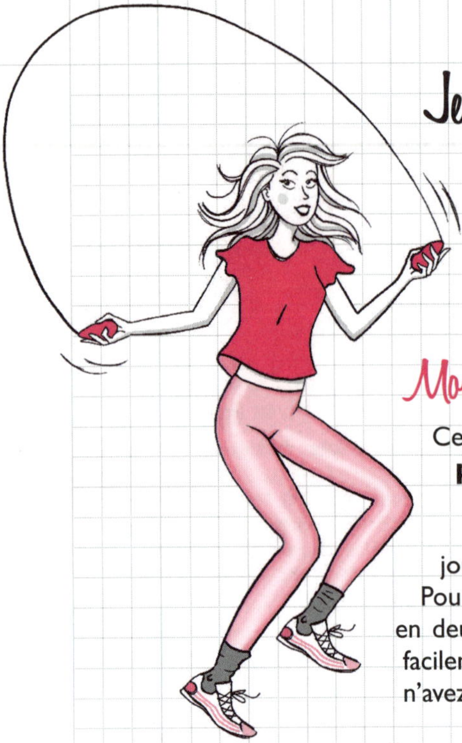

Je bouge !

Manger équilibré (et à IG bas), c'est bien, mais c'est encore mieux si vous y associez de l'exercice physique ! Que désirez-vous ? Un corps svelte et flasque ou un corps svelte et tonique ? Je connais déjà la réponse… Alors, hop, on se bouge !

> 10 minutes ne suffisent pas à puiser dans les réserves de graisses, mais l'objectif de cette semaine est de renforcer votre musculature. Pour cela, de petites séries de 10 minutes peuvent se révéler très efficaces, à condition d'être énergique et persévérant(e) !

Mon défi

Cette semaine, **je vous propose un défi** : faire de l'exercice pendant 20 minutes tous les jours. Oui, vous avez bien lu : tous les jours ! Vous en êtes capable et vous allez vous le prouver ! Pour vous faciliter la tâche, vous pouvez fractionner ce temps en deux (soit 2 fois 10 minutes), de manière à l'intégrer plus facilement à votre planning (et n'allez pas me dire que vous n'avez pas le temps !).

Quelle(s) activité(s) choisir ?

Pour qu'elles soient efficaces, choisissez des activités qui renforcent la musculature. La marche ne sera pas suffisante sur une durée de 20 minutes, sauf si elle est rapide et dynamique (marche nordique, par exemple). Préférez plutôt des activités plus intenses (comme le saut à la corde) ou des exercices de gymnastique qui sollicitent différents muscles (abdos, pompes ou demi-pompes, squats…).

> Variez les activités chaque jour pour faire travailler tous les groupes musculaires !

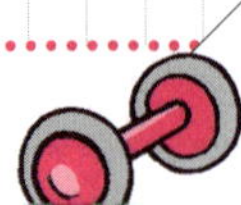

Je note mes activités de la semaine

- ☐ Je saute à la corde pour renforcer mes fessiers.
- ☐ Je fais des abdos pour un joli ventre bien ferme.
- ☐ Je fais de la gymnastique avec de petits haltères (pour de belles épaules).
- ☐ Je cours pendant 10 à 20 minutes d'affilée (pour des jambes galbées et fuselées).
- ☐ Je fais du ménage sur un rythme de musique endiablé (et je joins l'utile à l'agréable).
- ☐ Je monte et je descends l'escalier …….. fois d'affilée.
- ☐ D'autres idées ? Notez-les ! ……………………………………………………

……………………………………………………………………………………

……………………………………………………………………………………

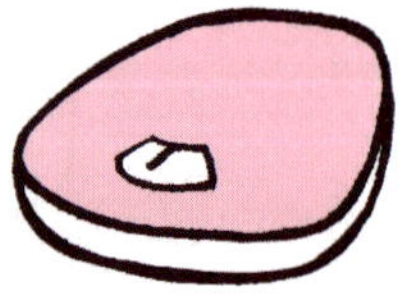

Semaine 3 : Mes menus

La troisième semaine d'un programme minceur est parfois difficile : votre motivation de départ s'atténue, le petit « coup de mou » vous guette… Ne flanchez pas ! Raccrochez-vous à votre objectif et notez-le à nouveau.

L'objectif que je souhaite atteindre : ....

....

....

....

JOUR 1

Déjeuner

- Salade de concombre, sauce vinaigrette
- Filet mignon de porc aux épices
- Patates douces au four
- Yaourt brassé nature
- Pastèque

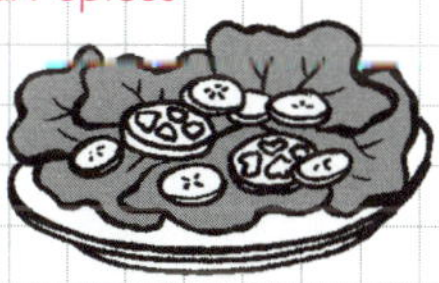

Dîner

- Salade de haricots verts, sauce vinaigrette
- Galettes végétales au quinoa
- Fromage blanc nature
- 1 poire

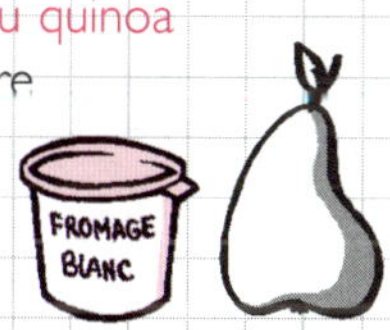

Bon à savoir : la pastèque a un IG élevé mais sa teneur en sucres est faible, tout comme son impact sur la glycémie. Inutile de vous en priver !

Filet mignon de porc aux épices

Faites revenir dans une petite cocotte 100 à 125 g de filet mignon de porc coupé en gros cubes et ½ oignon émincé avec un peu d'huile végétale. Ajoutez 1 tomate coupée en morceaux, un peu de colombo et de quatre-épices en poudre, du sel et un petit filet de citron. Laissez mijoter à feu doux pendant 20 min.

Galettes végétales au quinoa (pour 4 galettes)

Pelez et hachez 1 échalote. Faites dorer à sec 1 c. à s. de graines de sésame. Mettez 60 g de flocons de quinoa dans un bol et versez le même volume de lait par-dessus, puis ajoutez 1 œuf entier et de la ciboulette ciselée. Mélangez tous les ingrédients, salez et laissez gonfler pendant 30 min au réfrigérateur. Graissez une poêle antiadhésive, puis ajoutez les flocons de quinoa en 4 petits tas qui formeront les galettes. Laissez prendre la préparation pendant quelques minutes avant de retourner délicatement les galettes pour éviter de les casser. Poursuivez la cuisson pendant quelques minutes et servez.

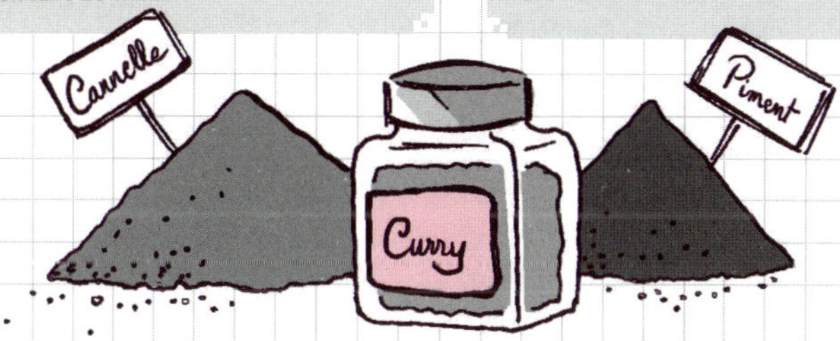

Vous ne mangez pas de viande le soir ?
Si vous n'avez pas l'habitude de manger de la viande le soir, vous pouvez la remplacer par une tranche de jambon, un œuf (coque, dur, mollet…) ou du poisson. Vous pouvez aussi opter pour un menu végétarien en remplaçant la viande par un steak de soja ou des dés de tofu ajoutés à une poêlée de légumes, par exemple.

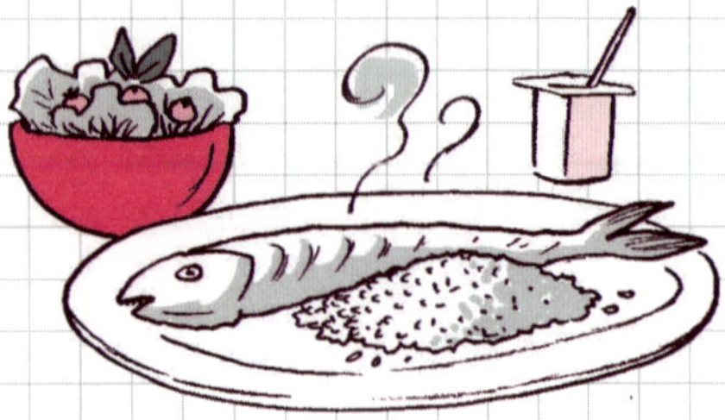

JOUR 2

Déjeuner

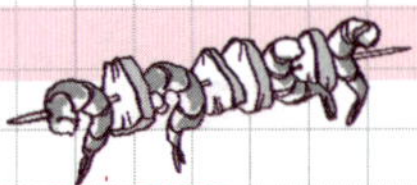

- Melon vert
- Brochettes de bœuf aux poivrons
- Riz basmati + 1 filet d'huile de sésame
- Petits-suisses nature + morceaux de fraises

Dîner

- Gaspacho de concombre
- Salade composée : tomate, œuf dur, thon au naturel, radis en rondelles, salade de mâche
- Compote de pommes
- 1 tranche de pain intégral au levain

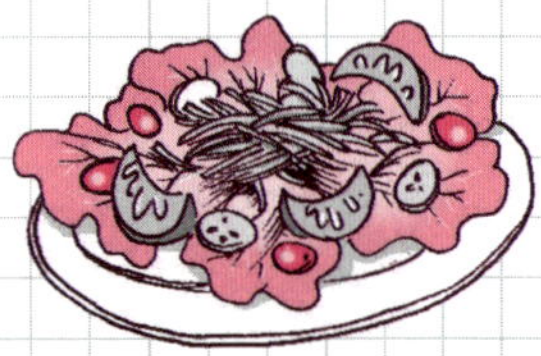

Brochettes de boeuf aux poivrons

Mélangez 100 g de rumsteck coupé en morceaux avec un peu de cumin et de paprika en poudre, 1 c. à c. d'huile d'olive, 1 c. à c. de jus de citron et du sel. Laissez mariner pendant 1 h au frais. Formez ensuite les brochettes en alternant le bœuf avec des morceaux de poivrons (vert, jaune ou rouge). Faites cuire les brochettes sur une plancha ou au gril en les retournant régulièrement.

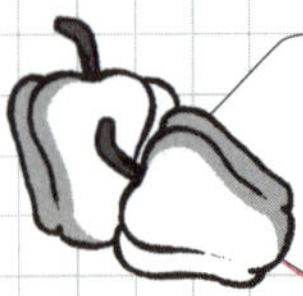

Pour faire le plein de vitamine C, le poivron n'est pas en reste avec ses 120 mg de vitamine C pour 100 g, soit 2 fois plus que l'orange !

Gaspacho de concombre

Pelez ½ concombre et enlevez la partie centrale qui contient les graines. Pelez et émincez ¼ d'oignon blanc. Mettez dans un mixeur le concombre et l'oignon, ajoutez 1 c. à c. d'huile d'olive et de vinaigre, 20 g de feta et une pincée de sel. Mixez pour obtenir une préparation bien lisse et versez dans un verre à whisky. Décorez avec un peu de feta émiettée et de ciboulette ciselée.

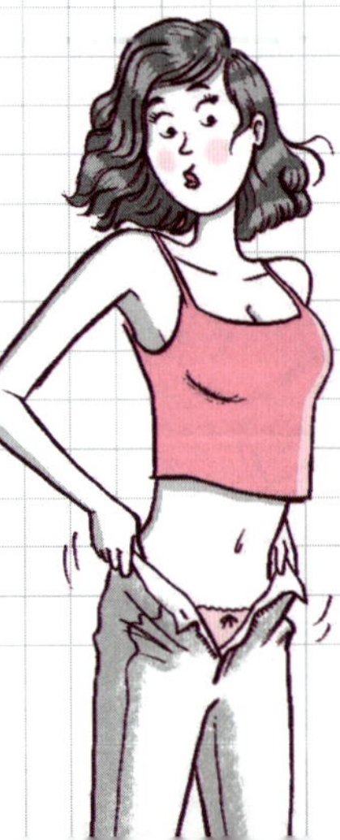

Je n'ai presque pas perdu de poids, pourquoi ?
Vous avez peut-être perdu du poids la première semaine (phase d'attaque)… mais, depuis, plus rien ! Ne vous affolez pas, je vous rappelle que la perte de poids n'est jamais linéaire. C'est sans doute une période d'adaptation de votre corps, et celui-ci ne va pas tarder à « lâcher » ses réserves, soyez tenace ! En revanche, peut-être vous êtes-vous affiné(e) (maintenant que vous êtes accro au sport…) ? Prenez et notez vos mensurations pour le vérifier !

JOUR 3

Déjeuner

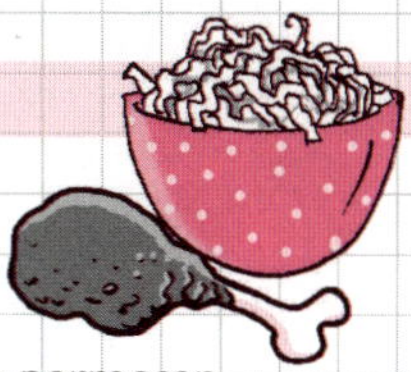

- Coleslaw
- Poulet rôti au four
- Macaronis complets
  + 1 cuillerée à soupe de parmesan
- Poire au sirop égouttée
  + amandes effilées grillées

Coleslaw

Râpez 100 g de chou blanc et ½ carotte dans un saladier. Préparez la sauce : dans un bol, mélangez 1 c. à c. de mayonnaise allégée du commerce avec 1 belle c. à s. de fromage blanc. Ajoutez 1 c. à c. de vinaigre de cidre et ½ c. à c. de fructose en poudre. Salez, poivrez et mélangez bien. Mélangez les légumes avec la sauce et servez bien frais, décoré de ciboulette.

Gruyère râpé *versus* parmesan
Le parmesan est plus riche en graisses que le gruyère, mais il est aussi plus riche en goût ! 1 cuillerée à soupe rase (15 g) suffit largement pour rehausser un plat de pâtes !

Dîner

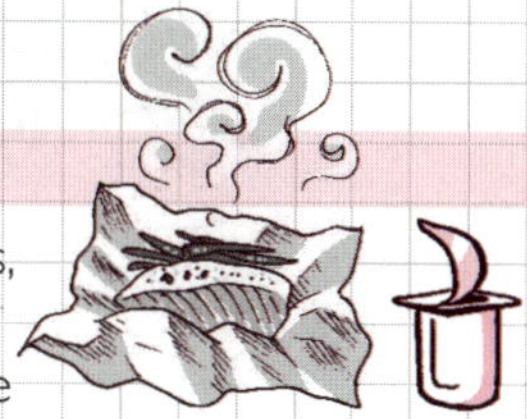

- Fonds d'artichauts, sauce vinaigrette
- Truite en papillote
- Courgettes sautées au wok
- Yaourt nature avec des morceaux de pêche

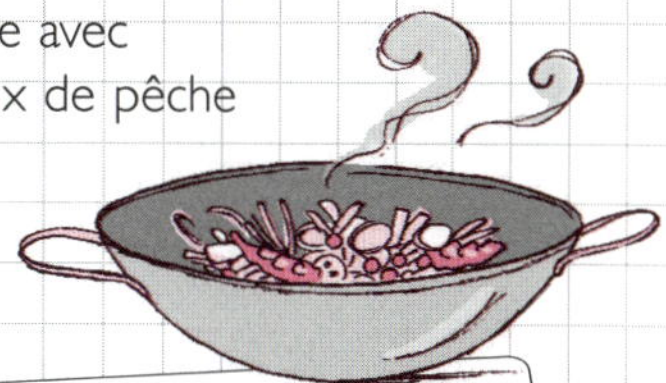

Grâce à sa forme conique, le wok permet de saisir très rapidement les aliments en utilisant très peu de matière grasse. C'est donc un accessoire idéal pour votre programme brûle-graisse !

Courgettes sautées au wok

Pelez et émincez 1 échalote. Coupez 1 belle courgette en petits cubes d'1 cm d'épaisseur. Versez 1 c. à c. d'huile de tournesol dans un wok, faites chauffer et ajoutez les légumes. Faites saisir à feu vif en mélangeant bien. Ajoutez un peu de sauce d'huîtres (ou, si vous n'en avez pas sous la main, de sauce de soja) et poursuivez la cuisson pendant quelques minutes. Les courgettes doivent rester croquantes.
Inutile de saler, la sauce d'huîtres ou de soja contient déjà du sel.

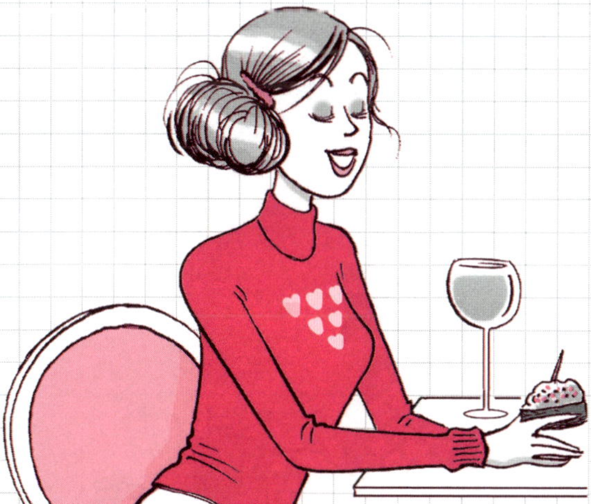

Mon défi du jour : manger lentement !
Pour éviter de manger plus que de raison, il est essentiel de manger lentement ! C'est la condition *sine qua non* pour être bien à l'écoute de vos sensations de faim et de satiété. Pour cela, mastiquez, posez votre fourchette toutes les 3 bouchées, faites une pause entre l'entrée et le plat principal… Tous les moyens sont bons !

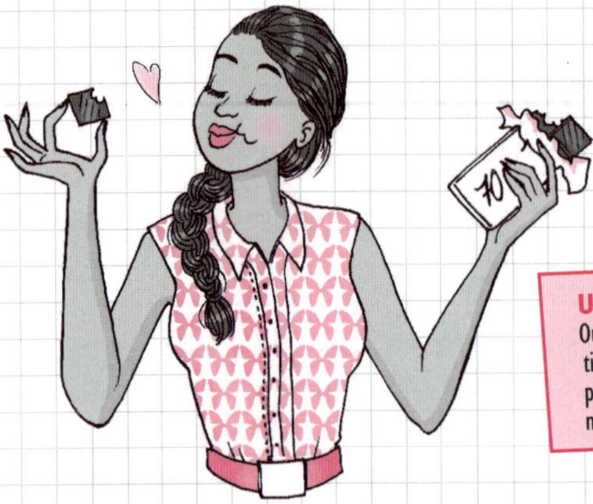

Une envie de chocolat ?
Oui, vous pouvez y succomber, c'est permis ! Mais, attention, choisissez du chocolat noir riche en cacao, s'il vous plaît ! Préférez les carrés individuels emballés, vous serez moins tenté(e) d'avaler la tablette entière !

JOUR 4

Déjeuner

- Salade croquante au boulgour
- Steak grillé + moutarde fine
- Purée de céleri nature (surgelée) + crème légère
- 2 kiwis

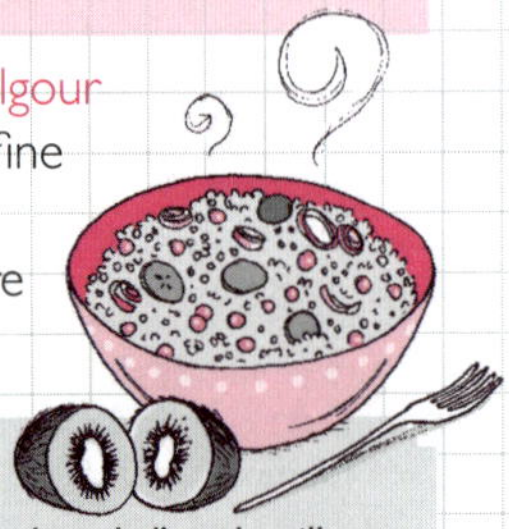

Salade croquante au boulgour

Faites cuire ½ verre de boulgour dans de l'eau bouillante salée pendant 12 à 15 min, puis égouttez-le et laissez-le refroidir. Pendant ce temps, lavez et coupez en très petits dés ¼ de poivron rouge, ½ carotte et ½ tomate. Lavez et coupez en rondelles quelques radis. Découpez une lamelle de comté en petits morceaux. Mélangez les légumes et le comté avec le boulgour, salez, arrosez de jus de citron et d'huile d'olive et servez le tout décoré de persil.

Les légumes surgelés sont un excellent choix, à condition de les choisir « nature ». Lorsqu'ils sont cuisinés (ratatouille, épinards à la crème, aubergines en sauce...), ils sont trop riches en sel et en graisses, sans compter les additifs en tout genre dont ils regorgent parfois !

Dîner

- Salade de fèves fraîches
- Jambon blanc
- Endives braisées
- Fromage blanc nature
- Abricots

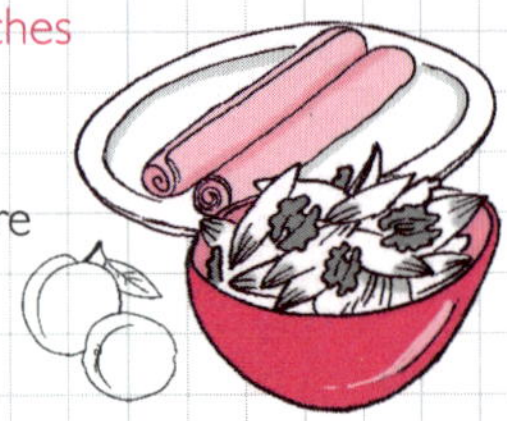

Salade de fèves fraîches

Écossez 300 g de fèves fraîches et faites-les cuire à l'eau bouillante salée pendant 3 min avec un peu de sarriette, puis égouttez-les et laissez-les refroidir. Épluchez et hachez 1 échalote puis réalisez la vinaigrette en mélangeant ½ c. à c. de moutarde, 1 c. à c. de vinaigre de Xérès et 1 c. à c. d'huile d'olive. Salez, poivrez et versez sur les fèves.

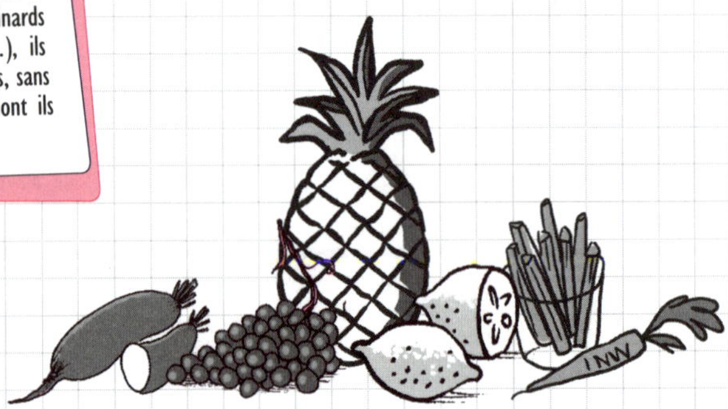

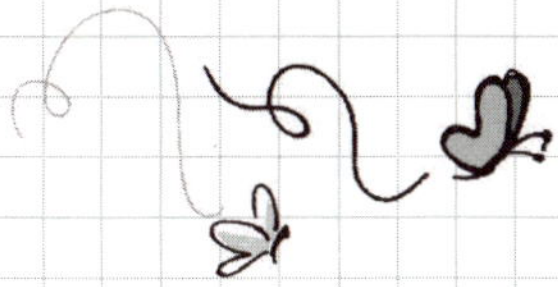

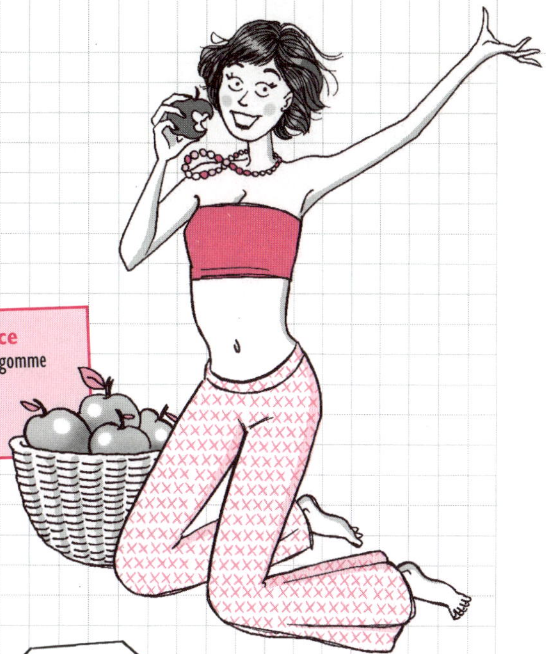

La pomme : le fruit piège-graisse par excellence
« Une pomme chaque jour éloigne le médecin », dit l'adage… et gomme les petits bourrelets, ajouterai-je ! La pomme est riche en pectine, une sorte de fibre qui piège les graisses dans l'estomac. Celles-ci sont donc moins absorbées ensuite dans l'intestin !

JOUR 5

Déjeuner

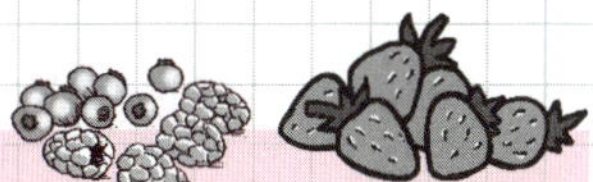

- Tomate à la mozzarella
- Aiguillettes de canard aux poires et au quatre-épices
- Spaghettis *al dente*
- Coupe de fruits rouges (framboises, groseilles, cassis…)

Aiguillettes de canard aux poires et au quatre-épices

Faites revenir à feu doux ½ poire pelée et coupée en lamelles dans une poêle avec 1 noisette de beurre et 1 c. à c. de sirop d'agave. Ajoutez une pincée de quatre-épices et réservez dans un ramequin. Saupoudrez d'épices les aiguillettes et faites-les cuire dans la poêle pendant quelques minutes de chaque côté. Salez et poivrez puis ajoutez les lamelles de poire. Mélangez et servez.

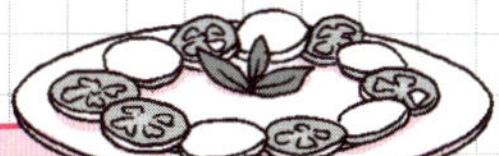

Zoom sur la mozzarella
Si elle est traditionnellement fabriquée à partir de lait de bufflonne, on retrouve plus souvent de la mozzarella au lait de vache. Moins grasse que la plupart des fromages, elle s'intègre facilement dans un programme minceur… à condition de ne pas engloutir la boule entière. En effet, une boule de 125 g de mozzarella = 20 g de graisses, soit l'équivalent de 2 cuillerées à soupe d'huile !

Dîner spécial fringales

Vous avez une faim de loup ? Voici un menu spécialement conçu pour les fringales, riche en protéines, en fibres et en aliments au pouvoir rassasiant (œufs durs, pomme). Effet coupe-faim garanti !

- Carottes râpées
- Œufs durs
- Purée de pois cassés
- Petit-suisse nature
- 1 pomme

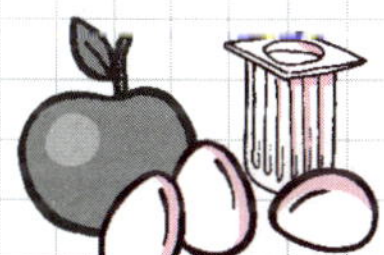

Purée de pois cassés

Épluchez et émincez ½ oignon. Pelez et coupez en rondelles 1 carotte. Versez dans un autocuiseur 70 g de pois cassés lavés et égouttés, mettez-y l'oignon et la carotte puis ajoutez ½ litre d'eau, 1 bouquet garni, du sel et laissez cuire pendant 20 à 25 min. En fin de cuisson, égouttez le tout, ajoutez 10 cl de lait et mixez finement. Intégrez 1 noisette de beurre et rectifiez l'assaisonnement si nécessaire.

JOUR 6

Déjeuner

- Concombre, sauce au yaourt (voir recette de la sauce p. 49)
- Steak de thon à la provençale
- Riz sauvage et riz basmati
- Faisselle nature

Dîner

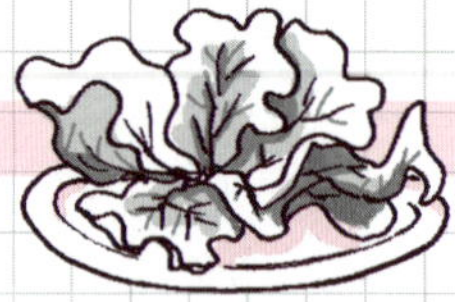

- Salade verte
- Jambon de dinde
- Chou-fleur à la béchamel légère
- Compote pomme-poire
- 1 tranche de pain intégral au levain

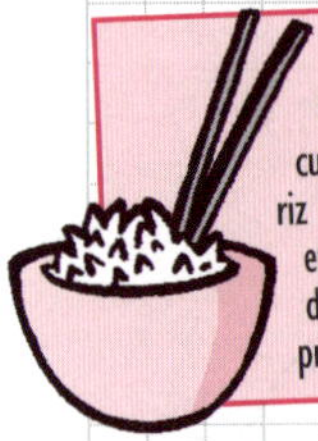

Le riz sauvage... quèsaco ?

Est-ce un riz qui pousse hors champs ou hors culture ? Non ! Et il ne s'agit pas d'une variété de riz non plus ! C'est une graine de forme très allongée et de couleur très foncée, appelée aussi « zizanie des marais ». Vous en trouverez en magasin de produits biologiques.

Steak de thon à la provençale

Faites revenir ½ oignon avec 1 c. à c. d'huile d'olive puis ajoutez 1/3 de boîte de tomates pelées, 3 ou 4 olives noires coupées en petits morceaux, ½ gousse d'ail pilé, 1 c. à s. de câpres, une pincée de cumin et de paprika et ½ c. à c. de fructose pour enlever l'acidité des tomates. Salez, poivrez et laissez mijoter pendant 5 min à feu doux. Ajoutez ensuite le steak de thon et poursuivez la cuisson pendant 5 à 7 min selon que vous aimez le thon rosé ou bien cuit.

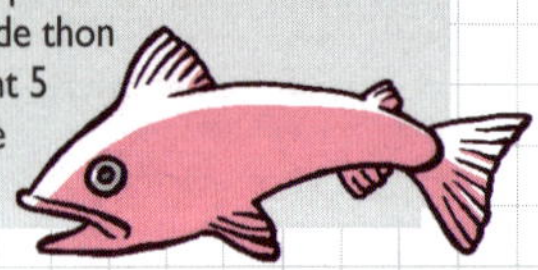

Chou-fleur à la béchamel légère

Faites cuire 300 g de chou-fleur en petits bouquets dans le panier d'un cuit-vapeur pendant 10 à 15 min. Pendant ce temps, préparez la béchamel : mettez 10 g de farine complète dans un ramequin. Dosez 12,5 cl de lait demi-écrémé et prélevez-en 2 à 3 c. à s. à mélanger à la farine. Versez le reste dans une casserole. Faites chauffer le lait et ajoutez la farine délayée. Mélangez sans arrêt pour faire prendre la béchamel en évitant la formation de grumeaux. Salez, poivrez, ajoutez un peu de muscade en poudre et laissez cuire à feu très doux pendant 8 à 10 min. Nappez le chou-fleur de béchamel et servez.

Conseil de cuisson

Pour bien digérer le chou-fleur, évitez de le cuire trop longtemps : les composés soufrés qu'il contient donnent naissance, lors de la cuisson, à de l'hydrogène sulfuré responsable de petits désagréments digestifs qui font gonfler votre ventre comme un ballon de baudruche ! Plus la cuisson est prolongée, plus la production d'hydrogène sulfuré est importante.

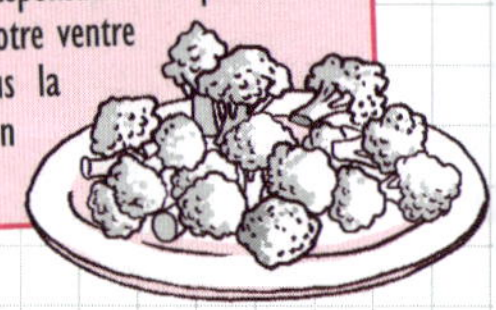

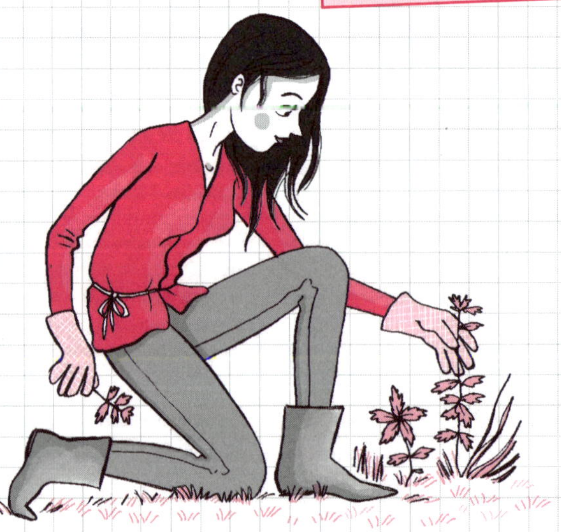

JOUR 7

Déjeuner spécial pique-nique

Vous aimez les pique-niques ? Mmm, le grand air, les déjeuners sur l'herbe, le rosé bien frais, les chips et les petites quiches… Mais on s'égare, car ce programme n'est pas du tout « brûle-graisse » ! Allez, on se concocte plutôt un pique-nique vraiment « minceur », clés en main.

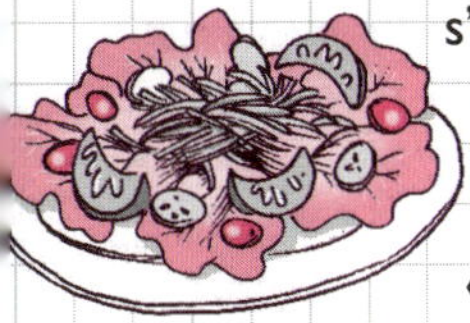

- 1 part de tarte aux courgettes
- Salade composée : quinoa, tomate, avocat, radis en rondelles et pomme granny, sauce vinaigrette
- Rôti de porc froid
- 1 fruit de saison

Zoom sur l'avocat
L'avocat est riche en graisses… mais il s'agit de graisses insaturées, bonnes pour le cœur et ses vaisseaux ! Ne le gâchez pas en le noyant sous la mayonnaise !

Tarte aux courgettes (pour 6 parts)

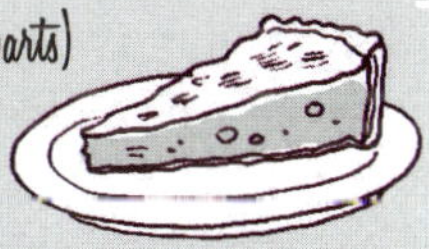

Préparez la pâte en mélangeant 180 g de farine d'épeautre complète avec 6 c. à s. de vin blanc, 3 c. à s. d'huile d'olive et un peu de sel. Formez une boule et étalez la pâte sur un plan de travail fariné. Préparez ensuite la garniture : émincez 1 oignon et faites-le revenir avec un peu d'huile dans une poêle. Ajoutez 3 petites courgettes fines coupées en petits cubes et faites cuire à feu vif jusqu'à ce que les courgettes ne rendent plus d'eau. Salez en fin de cuisson. Foncez un moule à tarte avec la pâte et piquez-la avec une fourchette. Garnissez la pâte de courgettes, ajoutez 1 crottin de Chavignol coupé en morceaux, 2 c. à s. de pignons de pin et un peu d'origan. Enfournez à 180 °C (th. 6) pour 30 min environ à chaleur tournante.

Dîner

- Pomelo
- Wok de légumes au tofu
- Riz basmati
- Fromage blanc nature

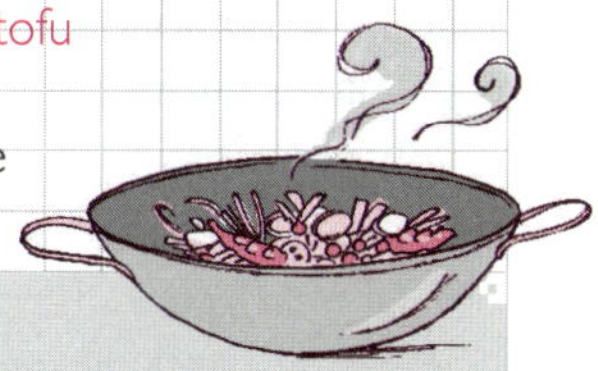

Wok de légumes au tofu

Coupez en cubes 100 g de tofu et faites-les mariner avec 2 c. à s. de sauce de soja pendant 1 h. Préparez ensuite les légumes : émincez ½ oignon, quelques feuilles de chou chinois et coupez en petits cubes ½ courgette. Mettez un peu d'huile de tournesol dans un wok et ajoutez l'oignon et les courgettes. Faites cuire à feu vif pendant 3 à 4 min en mélangeant. Ajoutez ensuite une poignée de germes de soja, le tofu avec la sauce de soja et le chou chinois. Poursuivez la cuisson encore 2 à 3 min. Décorez de quelques noix de cajou et de coriandre fraîche et servez.

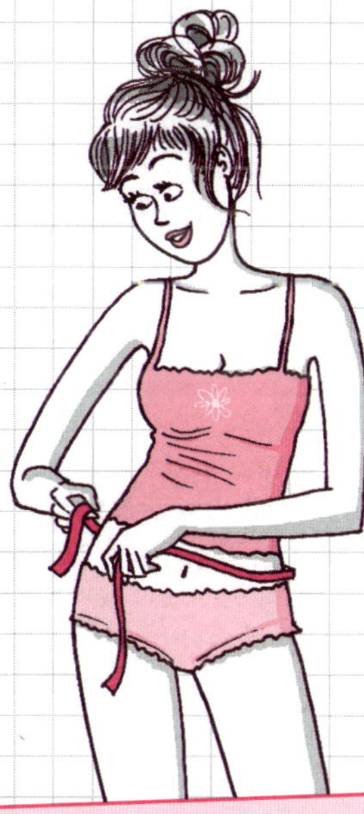

C'est l'heure du bilan !
Déjà 3 semaines depuis le début de votre programme brûle-graisse ! Rendez-vous page 27 pour noter vos mensurations et vos données personnelles !

Je bouge, encore et toujours !

Vous êtes souvent assis(e) sur votre canapé ou devant votre ordinateur ? Vous avez compris que ce n'est pas en restant sédentaire que vous allez brûler vos graisses. Il va vous falloir redoubler d'effort ! Si, au contraire, vous avez beaucoup bougé la semaine dernière, eh bien, continuez ! Quels sont vos mini-objectifs à atteindre cette semaine ?

Je note mes objectifs de la semaine :

- ☐ Je marche d'un bon pas tous les jours
- ☐ Je zappe systématiquement les ascenseurs et les escaliers mécaniques
- ☐ Je consacre .... minutes chaque jour à de la gymnastique
- ☐ J'utilise mon vélo pour les petits déplacements
- ☐ Autre : ....

Faire de la gymnastique chez vous, en solo, n'est pas votre tasse de thé ? Peut-être faudrait-il prévoir des activités en extérieur ? Voici une sélection d'activités brûle-graisse, à pratiquer en club ou seul, en plein air…

Je me mets à la marche nordique

Une paire de baskets, deux bâtons… et c'est parti pour une séance de marche nordique ! Il s'agit d'une marche « active » qui permet d'accentuer le mouvement naturel des bras et de propulser l'ensemble du corps vers l'avant. Résultat : la dépense énergétique est accrue par rapport à la marche classique.

Je teste la zumba

Quoi de mieux qu'une activité qui combine le plaisir de la danse et les bienfaits d'une séance de cardio ? Découvrez la zumba, vous deviendrez vite accro ! Vous êtes novice ? Ne vous inquiétez pas : au bout de 2 ou 3 séances, vous serez dans le rythme. De très nombreux clubs proposent cette activité, vous n'aurez que l'embarras du choix !

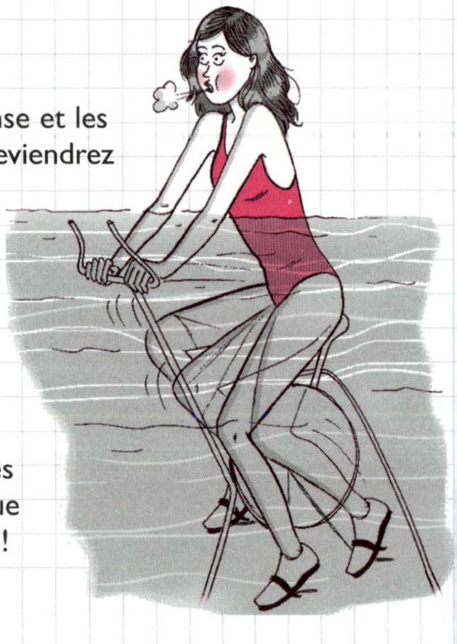

Je pédale dans l'eau avec l'aquabike

Avec l'aquabike, vous pédalez sur un vélo fixe… mais dans l'eau ! Cette activité ultra-tendance est idéale pour brûler des calories (et des graisses !). Elle permet aussi, grâce au massage que l'eau opère sur la peau, de gommer l'aspect « peau d'orange » !

Semaine 4 : Mes menus

C'est la dernière semaine de votre programme brûle-graisse ! La dernière ligne droite ! Encore un petit effort… Votre objectif est à bout de bras !

JOUR 1

Déjeuner

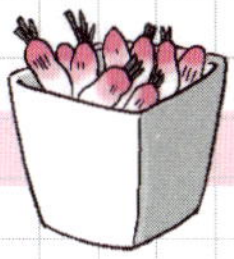

- Radis roses à la croque
- Rôti de veau au four
- Blé aux petits légumes
- 1 yaourt nature
- 1 poire

Dîner

- Salade d'endives au roquefort et aux noix
- Œufs mollets
- Épinards en branches + crème légère
- Poêlée de poires à la cannelle
- 1 tranche de pain intégral au levain

Blé aux petits légumes (pour 4 personnes)

Faites cuire 250 g de blé à l'eau bouillante comme indiqué sur le paquet. Pendant ce temps, épluchez et coupez en très petits cubes 1 oignon, 1 courgette et 2 carottes. Faites revenir dans un peu d'huile végétale les légumes à feu vif puis salez et poivrez. Baissez le feu et poursuivez la cuisson pendant une dizaine de minutes. Ajoutez le blé égoutté, mélangez et servez.

Vive la cannelle !

Saviez-vous que la cannelle permet de réduire la glycémie ? Grâce à cette faculté, la sécrétion d'insuline est plus faible, ce qui limite la mise en réserve des graisses ! Bonne nouvelle : la cannelle se marie aussi bien avec les fruits qu'avec les laitages. Vous prendrez bien un petit yaourt à la cannelle ?

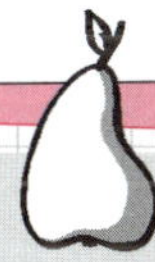

Poêlée de poires à la cannelle

Épluchez 1 belle poire, ôtez le trognon et coupez-la en quartiers. Faites fondre 1 noisette de beurre dans une poêle et ajoutez les quartiers de poire. Saupoudrez de cannelle en poudre et laissez cuire à petit feu (attention : le beurre ne doit pas brûler !) jusqu'à ce que les fruits soient fondants. Ajoutez un filet de sirop d'agave juste avant de servir.

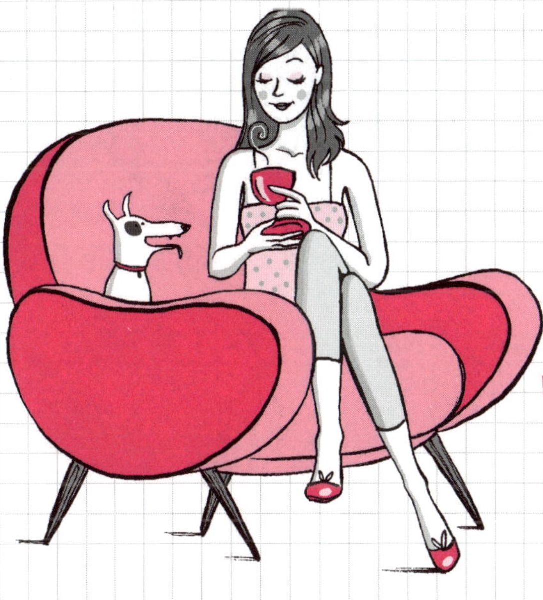

Et si vous preniez une tasse de thé vert à la place du café pour finir votre déjeuner ? Riche en composés antioxydants, le thé vert contient aussi des tanins qui réduisent l'absorption des graisses. Et qui dit « moins de graisses absorbées », dit « moins de graisses stockées » ! À bon entendeur !

JOUR 2

Déjeuner

- Taboulé à l'orientale
- Steak haché au gril + moutarde
- Haricots verts persillés
- Fromage blanc nature
- Ananas

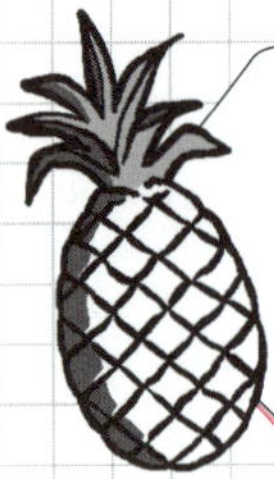

L'ananas est un fruit à la réputation brûle-graisse. Hélas, c'est dans la tige et non dans le fruit que se trouve la fameuse substance mangeuse de graisses (et, non, la tige ne se mange pas !). L'ananas est néanmoins excellent pour la santé et pour la silhouette, ne vous en privez pas !

Taboulé à l'orientale (pour 4 personnes)

Mettez 150 g de semoule de couscous complète dans un récipient. Lavez et hachez grossièrement ¼ de bouquet de persil plat. Lavez et coupez en très petits dés ½ poivron rouge, ½ concombre, 2 petits oignons nouveaux et 3 tomates (conservez le jus des tomates). Versez les légumes et le jus des tomates sur la semoule et ajoutez 2 c. à c. d'huile d'olive et le jus d'1 citron. Salez et poivrez. Mélangez bien, couvrez et laissez au frais pendant 2 h.

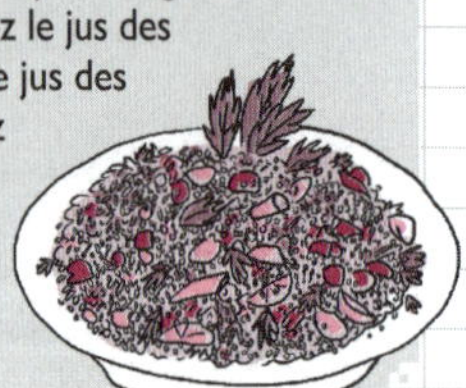

Dîner

- Tomate + huile d'olive et basilic
- Curry de porc à l'indienne
- Riz basmati
- Faisselle nature
- Pêche au sirop

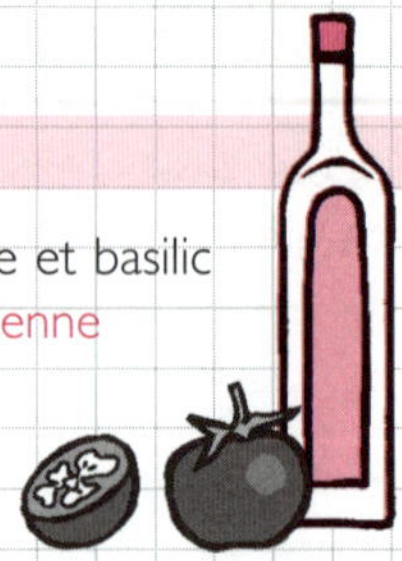

Curry de porc à l'indienne (pour 4 personnes)

Coupez 500 g de filet mignon de porc en gros cubes puis faites-les mariner pendant 2 h au frais avec 1 yaourt nature brassé, le jus d'½ citron et 2 c. à c. de curry en poudre. Pelez et émincez 1 oignon. Pelez et coupez en rondelles 3 carottes. Pelez et hachez 20 g de gingembre frais. Dans une cocotte, faites revenir l'oignon avec un peu d'huile végétale puis ajoutez 1 gousse d'ail pilée et le gingembre. Mélangez et mettez la viande avec sa marinade. Faites revenir sur feu vif pendant 3 à 4 min, puis ajoutez les carottes, 1 petit verre d'eau et 1 c. à s. de concentré de tomate. Salez, poivrez puis faites cuire à feu doux pendant 35 min. Ajoutez en fin de cuisson 2 c. à s. de crème légère, mélangez et servez le curry de porc décoré de coriandre.

Qui dit « porc » dit « viande grasse » ?
Pas forcément ! Certains morceaux du porc sont gras, d'autres beaucoup moins : environ 18 % dans les travers de porc contre moins de 5 % dans le filet mignon. Faites les bons choix !

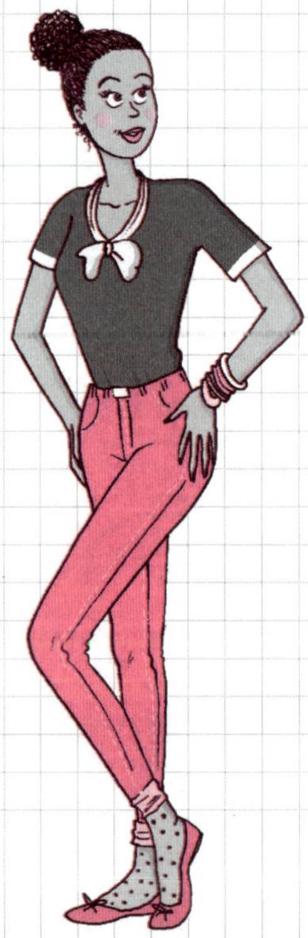

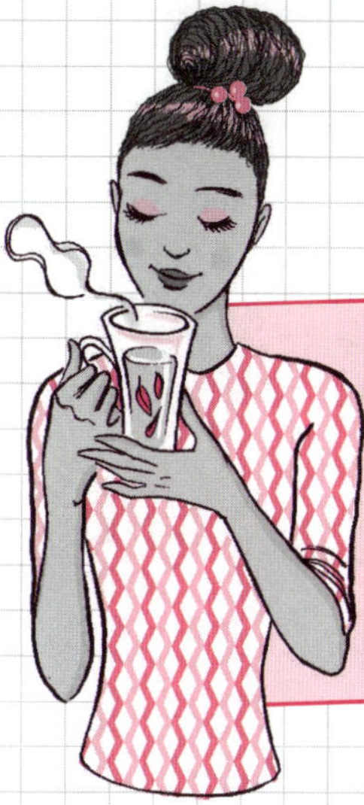

Puis-je boire de l'alcool ?
Une fête, un anniversaire, des invités... et hop, on trinque avec un verre de bon vin ou une flûte de champagne ! L'alcool fait partie des moments conviviaux... Seulement, voilà : quand on boit une boisson alcoolisée, l'organisme brûle l'alcool en priorité et les graisses consommées au cours du repas sont plus facilement stockées ! Par ailleurs, consommé en dehors des repas, l'alcool peut entraîner des hypoglycémies qui créent des compulsions sucrées. Vous l'avez bien compris : les boissons alcoolisées sont à consommer avec parcimonie, réservez-les pour les occasions spéciales !

JOUR 3

Déjeuner

- Sardines au citron + pain intégral au levain
- Poulet rôti au four
- Poêlée de chou romanesco
- Petit-suisse avec des morceaux de fraises

Choisissez des boîtes de sardines au citron, et évitez les sardines à l'huile !

Dîner

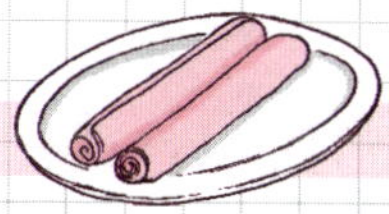

- Salade grecque : tomate, concombre, feta, menthe fraîche et vinaigrette
- Jambon de dinde
- Salade de fruits exotiques
- 1 tranche de pain intégral au levain

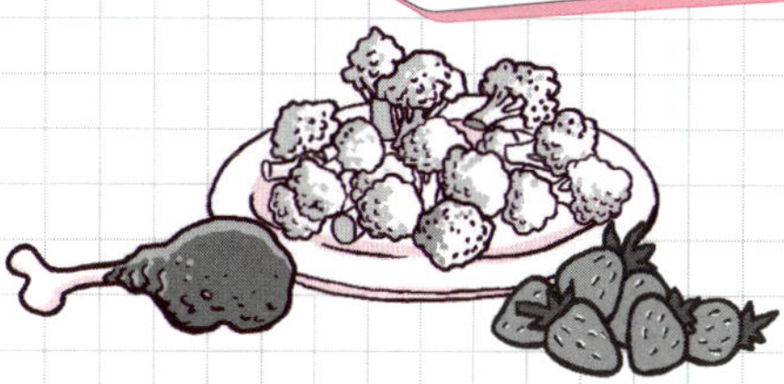

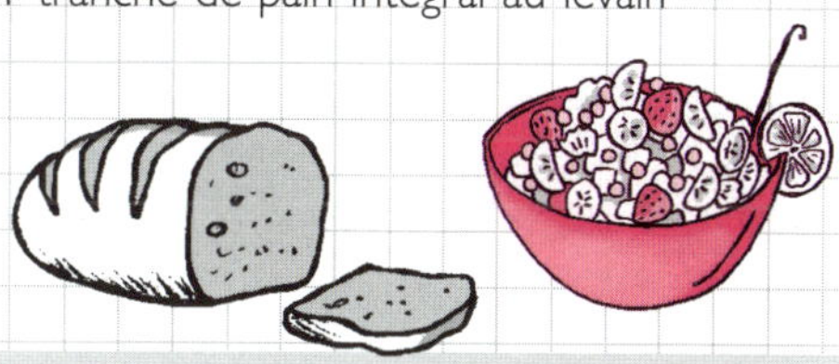

Poêlée de chou romanesco

Lavez et coupez ½ chou romanesco en bouquets et faites-le cuire à la vapeur pendant quelques minutes (il doit rester un peu ferme). Épluchez et émincez ½ oignon et faites-le revenir avec 1 c. à c. d'huile d'olive pendant 4 à 5 min, puis ajoutez le chou romanesco. Mélangez et ajoutez un filet d'huile de noisettes juste avant de servir.

Salade de fruits exotiques (pour 4 personnes)

Épluchez et enlevez les graines d'1 papaye puis coupez-la en morceaux. Coupez 1 petit ananas en quatre, enlevez la partie centrale et l'écorce puis coupez-le en morceaux. Égouttez 1 boîte de litchis au sirop. Épluchez et coupez 1 mangue bien mûre et 2 kiwis en morceaux. Mélangez tous les fruits dans un saladier, arrosez de jus de citron et ajoutez un peu de fructose en poudre. Réservez au frais pendant 2 h.

JOUR 4

Déjeuner

- Salade de lentilles
- Truite aux amandes
- Fenouil braisé
- 1 yaourt brassé nature
- 2 ou 3 abricots

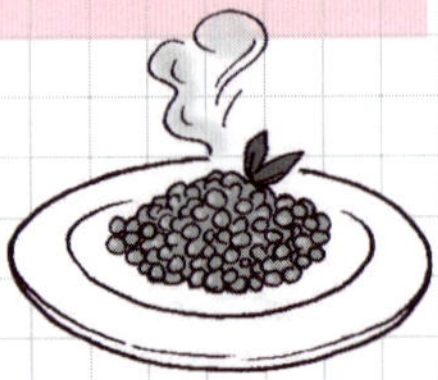

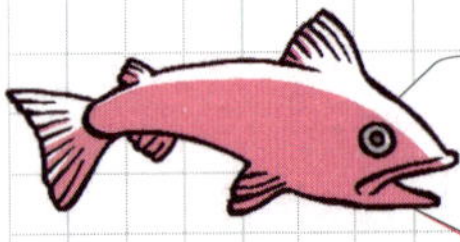

Bon à savoir : la truite est riche en protéines et moins riche en graisses que le saumon.

Truite aux amandes

Préchauffez votre four à 180 °C (th. 6). Videz et lavez 1 truite (ou demandez à votre poissonnier de s'en charger). Épluchez et émincez ½ oignon. Lavez et coupez en rondelles ½ tomate. Placez l'oignon émincé et des rondelles de tomate sur une feuille de papier sulfurisé. Disposez la truite par-dessus ainsi que les rondelles de tomate restantes, salez et poivrez. Décorez avec quelques rondelles de citron, fermez la papillote et enfournez pour 30 min environ. Faites griller à sec dans une poêle 1 c. à s. d'amandes effilées et disposez-les sur la truite avant de servir.

Dîner sur le pouce

Vous êtes rentré(e) tard et vous n'avez pas le temps de cuisiner ? Pas de panique, vous avez certainement dans votre réfrigérateur de quoi composer un petit repas équilibré à IG bas, prêt en 2 minutes chrono !

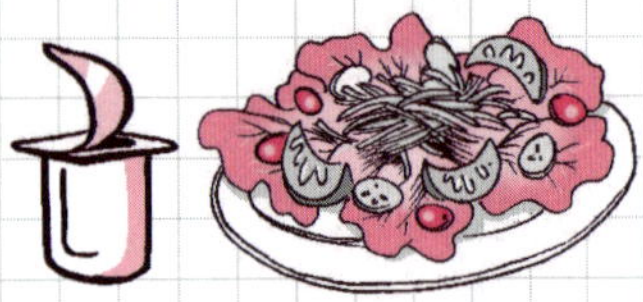

- Assiette de crudités variées : tomate, radis, salade verte, concombre et vinaigrette
- Jambon blanc ou bacon en tranches ou viande des Grisons
- Fromage blanc ou yaourt nature + son d'avoine
- 1 fruit de saison
- 2 tranches de pain intégral au levain

Manger sur le pouce ne veut pas dire grignoter ! Même si vous êtes pressé(e), prenez le temps de vous asseoir et réservez-vous au moins 15 minutes pour une pause bien méritée. Vous constituerez un « vrai repas » avec des aliments simples qui ne nécessitent pas de préparation ni de cuisson longue.

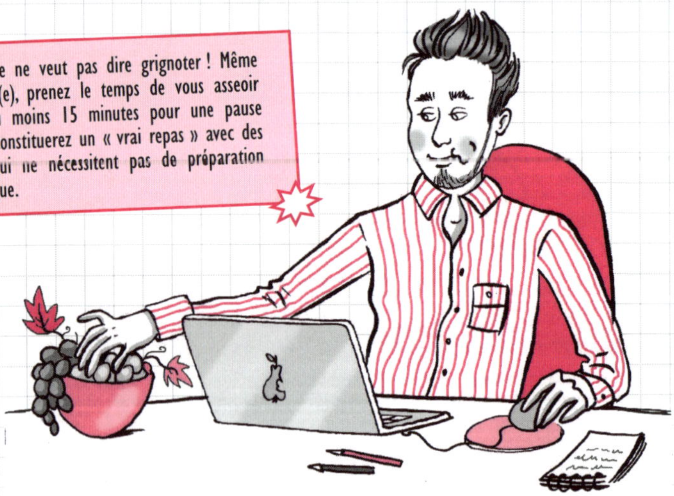

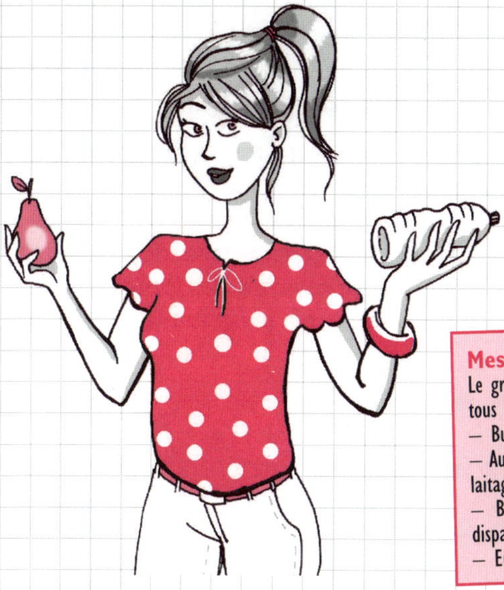

Mes astuces anti-grignotage

Le grignotage est l'ennemi n° 1 de la silhouette ! Alors, pour le combattre, tous les moyens sont bons. Voici mes armes secrètes :

– Buvez un grand verre d'eau (on confond parfois la faim et la soif).

– Autorisez-vous une petite collation si votre faim persiste : fruit frais ou laitage + son d'avoine, ou bien avancez l'heure de votre prochain repas.

– Brossez-vous les dents (essayez, c'est magique : l'envie de manger disparaît !).

– Enfin, évitez de mâcher des chewing-gums : ça ouvre l'appétit !

JOUR 5

Déjeuner

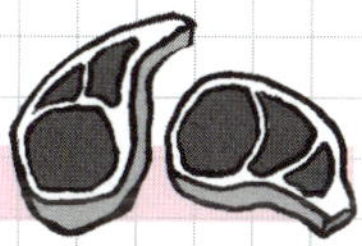

- Salade de riz complet, thon au naturel, tomate, cœurs de palmier, concombre et vinaigrette
- Tournedos de bœuf au gril
- Flan de légumes à la cancoillotte
- Mangue

La cancoillotte est un fromage fondu pauvre en matière grasse : moins de 5 % ! Qui dit mieux ?

Flan de légumes à la cancoillotte (pour 4 personnes)

Préchauffez votre four à 180 °C (th. 6). Faites cuire 250 g de julienne de légumes surgelée pendant 8 à 10 min au micro-ondes. Égouttez bien. Battez 4 œufs en omelette dans un saladier puis ajoutez 200 g de cancoillotte nature. Fouettez pour obtenir un mélange bien lisse. Incorporez 100 g de dés de jambon et une pincée de piment d'Espelette (inutile de saler, la cancoillotte et le jambon apportent déjà du sel). Versez dans un moule à gratin antiadhésif (ou légèrement beurré) et enfournez pour 30 min.

Astuce : faites vos courses le ventre plein, cela vous évitera de dériver vers le rayon des biscuits !

Dîner

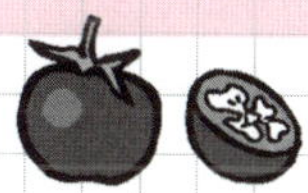

- Salade de mâche
- Blanc de poulet poêlé
- Blé et tomates à la provençale (voir recette p. 52)
- Milk-shake à la fraise

Astuce : variez les plaisirs ! Remplacez les fraises par d'autres fruits de saison : pêches, bananes, abricots…

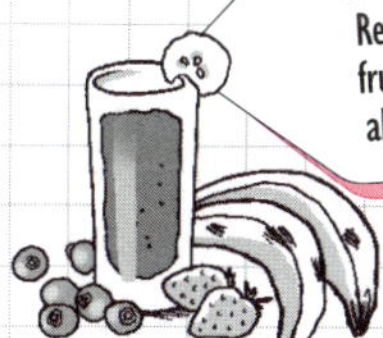

Milk-shake à la fraise

Mettez 150 g de fromage blanc nature dans un mixeur. Ajoutez 100 g de fraises lavées et équeutées, 1 c. à c. de fructose en poudre et 4 glaçons. Mixez pendant 1 min et savourez *illico*.

JOUR 6

Déjeuner

- Chou blanc râpé + vinaigrette
- Rôti de porc aux pruneaux
- Boulgour et courgettes
- Petit-suisse nature avec des morceaux de pêche

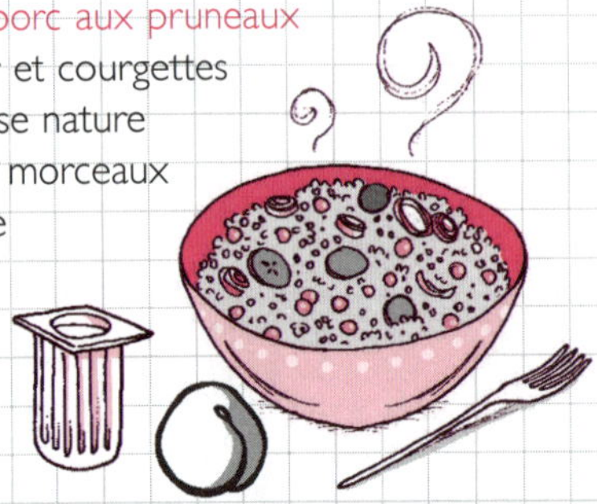

Rôti de porc aux pruneaux (pour 4 personnes)

Ouvrez 1 rôti de porc dans la longueur et farcissez-le de pruneaux dénoyautés. Refermez-le et ficelez-le. Mettez 2 c. à s. d'huile dans une cocotte et faites dorer le rôti sur toutes ses faces puis réservez-le sur une assiette. Faites dorer 1 oignon émincé dans la même cocotte. Remettez le rôti, ajoutez 2 c. à c. de fond de veau en poudre et ½ verre de vin blanc sec. Salez, poivrez et laissez cuire à feu très doux pendant 1 h en surveillant (ajoutez un peu d'eau en cours de cuisson pour éviter que le rôti ne se dessèche).

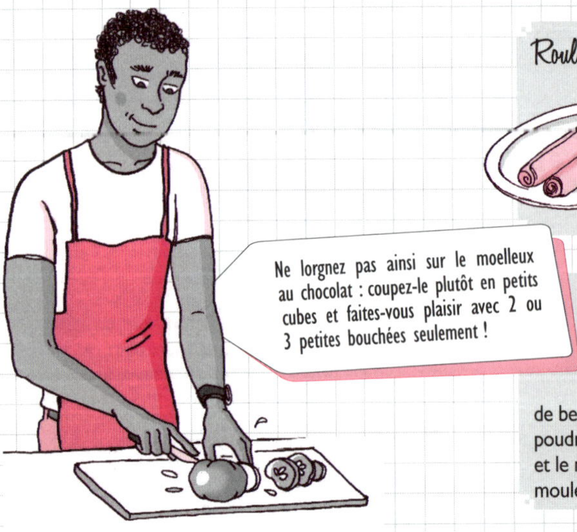
Ne lorgnez pas ainsi sur le moelleux au chocolat : coupez-le plutôt en petits cubes et faites-vous plaisir avec 2 ou 3 petites bouchées seulement !

Dîner

apéritif dînatoire

Vous avez des invités ? Optez pour un apéritif dînatoire ! Très conviviale, cette formule « buffet froid » permet d'être entouré de ses invités plutôt que le nez dans ses fourneaux ! Mais attention : prévoyez des préparations compatibles avec votre programme !

- 1 verre de bon vin rouge
- Crudités variées servies avec une thoïonade
- Tartines de pain intégral au saumon et au tzatziki (voir recette p. 47)
- Roulés de jambon au fromage de chèvre frais
- Brochettes de tomates cerise, boules de mozzarella
- Verrines de tartare de concombre, crevettes et avocat
- Verrines de fruits frais
- Moelleux au chocolat noir

Thoïonade (pour 1 bol)

Mélangez 150 g de fromage frais (type Saint-Môret®) avec 1 boîte de thon au naturel émietté. Écrasez grossièrement et ajoutez un peu de ciboulette ciselée.

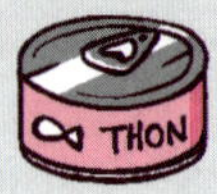
THON

Roulés de jambon au fromage de chèvre frais

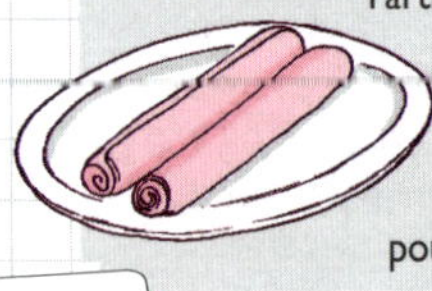

Tartinez de fromage de chèvre frais des tranches de jambon blanc. Roulez les tranches de jambon et découpez-les en tronçons, puis piquez-les avec des piques en bois pour les maintenir.

Moelleux au chocolat noir

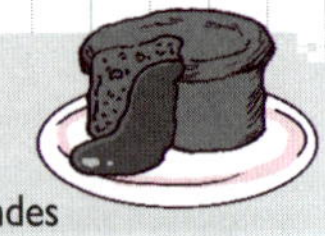

Préchauffez votre four à 200 °C (th. 7). Faites fondre au micro-ondes 200 g de chocolat noir riche en cacao avec 100 g de beurre. Mélangez bien. Fouettez 50 g de fructose en poudre avec 2 œufs. Ajoutez 2 c. à s. de farine complète et le mélange chocolat-beurre. Mélangez et versez dans un moule à cake antiadhésif. Enfournez pour 30 min environ.

JOUR 7

Déjeuner

- Salade de céleri aux pommes
- Gigot d'agneau au four
- Flageolets au jus
- Yaourt nature

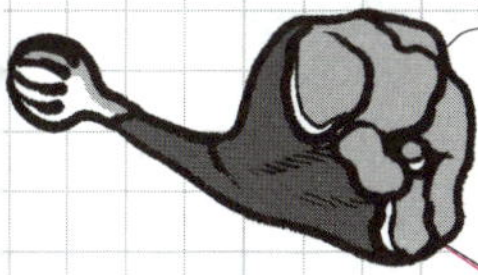

Le gigot d'agneau n'est pas une viande très grasse. Pensez quand même à enlever le « gras visible » si votre morceau en contient !

Salade de céleri aux pommes

Râpez ¼ de céleri-rave et ¼ de pomme. Ajoutez un filet de jus de citron, 1 c. à s. de fromage blanc et 3 ou 4 cerneaux de noix. Salez, poivrez et mélangez. Dégustez bien frais.

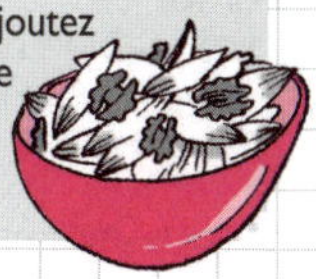

Pensez aux conserves de légumes secs !

Flageolets au jus, haricots rouges ou blancs au naturel… les légumes secs se préparent en quelques minutes si vous les choisissez en conserve ! Bonne nouvelle : leur IG n'est guère plus élevé que les grains « secs » !

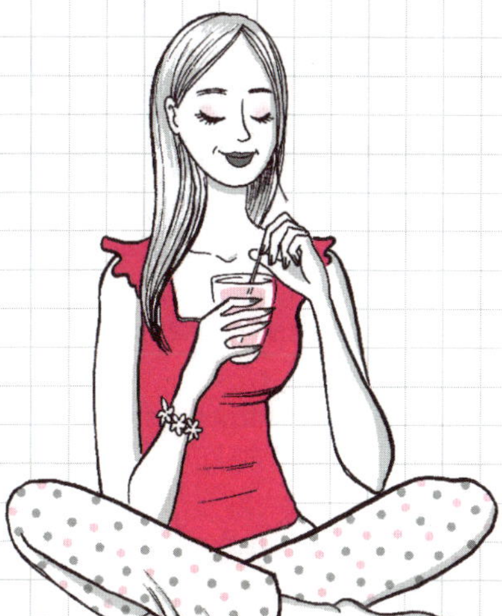

Dîner

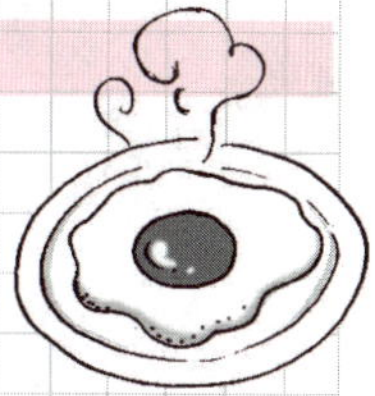

- Salade de roquette au gouda
- Omelette aux champignons
- Quinoa et poivrons grillés
- Compote pomme-ananas

Poivrons grillés

Préchauffez votre four à 200 °C (th. 7). Lavez et coupez en deux 1 poivron rouge dans le sens de la longueur. Enlevez le pédoncule et les graines, puis disposez les ½ poivrons sur la plaque du four. Enfournez pour 25 min environ. Les poivrons doivent noircir légèrement. Retirez-les du four quand la peau forme de grosses cloques. Ôtez leur peau. Coupez-les ensuite en lanières, salez et arrosez avec un filet d'huile d'olive.

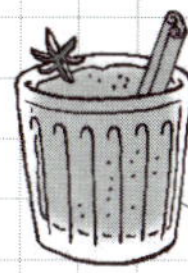

Préférez les compotes « sans sucre ajouté » : elles ne contiennent que le sucre du fruit.

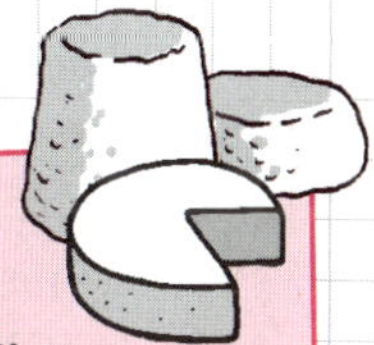

Quel fromage privilégier ?

Comté, camembert, bûche de chèvre, tome de brebis… Devant le plateau de fromages, vous commencez déjà à saliver et vous ne savez lequel choisir ? Certains fromages sont riches en graisses (30 % pour le gruyère !), mais aussi en calcium, indispensable pour la santé des os, quand d'autres le sont moins (15 % de graisses environ pour les fromages frais). Privilégiez donc la variété afin d'éviter les excès de graisses et limitez-vous à une part par jour (soit environ 30 à 40 g de fromage), au déjeuner ou au dîner.

Je continue à bouger !

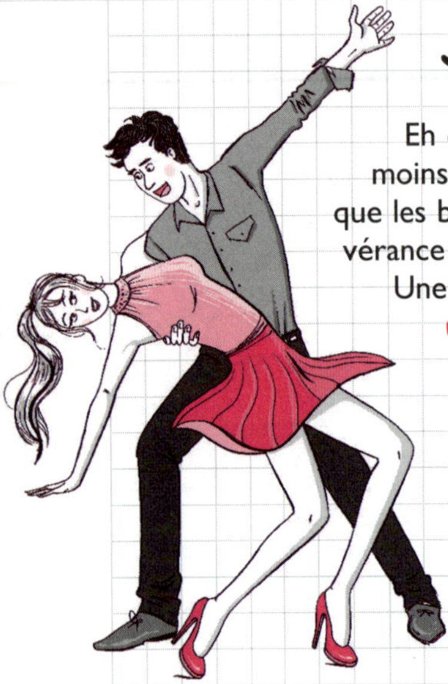

Eh oui, ce n'est pas fini… On bouge encore cette semaine ! Vous êtes moins motivé(e) ou un peu fatigué(e) ? Pour vous rebooster, dites-vous que les bienfaits d'une activité physique régulière sont nombreux. La persévérance est la clé de votre programme minceur !

Une activité physique régulière permet…

- ✔ Une augmentation de la masse musculaire : votre silhouette se redessine !
- ✔ Un accroissement du « métabolisme de base » : même au repos, votre corps se met à brûler plus ! Oui, vous avez bien lu, vous brûlez plus de calories, même sans rien faire !
- ✔ Une amélioration de la santé en général, comme la baisse de la tension artérielle quand celle-ci est trop élevée, ou la réduction du taux de lipides sanguins…
- ✔ L'évacuation des toxines de l'organisme : vous vous sentez bien !
- ✔ L'élimination du stress : vous êtes plus zen.

Ne faites pas du sport pour faire du sport, amusez-vous et défoulez-vous : une partie de basket, un jeu de raquettes, une séance de danse endiablée sur votre musique préférée dans votre salon… C'est le meilleur moyen pour transpirer et brûler les graisses sans y penser. L'objectif de la semaine est de vous faire plaisir !

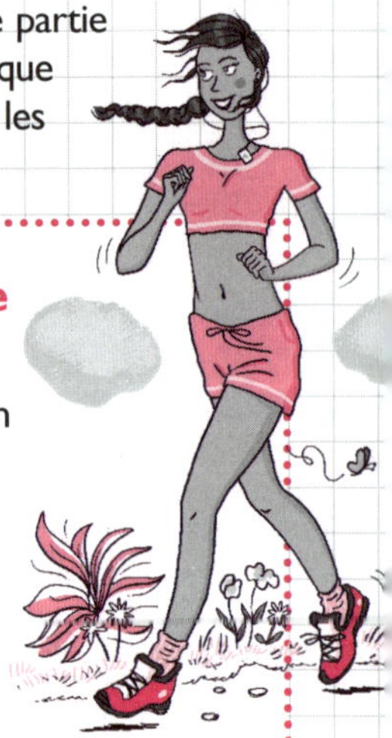

Je note mes activités (ludiques et sportives !) de la semaine :

- ☐ Je teste une séance de squash ou de tennis avec une copine/un copain
- ☐ Je passe un après-midi à la patinoire
- ☐ Je vais me balader à vélo ou en rollers
- ☐ Je vais à la piscine faire quelques longueurs et je me détends ensuite dans le jacuzzi
- ☐ Je vais faire de l'Accrobranche®
- ☐ J'allume la Wii-fit® et je m'amuse !
- ☐ Je vais ramasser des champignons/asperges/mûres/châtaignes… et je prends un grand bol d'air en pleine nature
- ☐ Je vais randonner et je découvre par la même occasion de nouveaux paysages
- ☐ Autre : ……………………………………………………………………………

Mon défi de la semaine : faire 10 à 15 minutes d'activité physique au réveil
Quand vous vous levez, l'organisme a épuisé ses réserves de glycogène pendant la nuit. Si vous pratiquez une activité physique à ce moment-là (avant le petit déjeuner), vous puiserez directement dans vos réserves de graisses ! Allez, à vos baskets !

Chapitre 5

Et après ? La phase de stabilisation

Vous êtes arrivé(e) au terme des 4 semaines de ce programme brûle-graisse et je vous félicite ! Aujourd'hui, deux cas de figure se présentent :

- Vous avez atteint votre objectif. Bravo ! Vous pouvez passer à la phase de stabilisation, ce serait vraiment dommage de reprendre vos kilos perdus !
- Vous n'avez pas encore atteint votre objectif... mais je suis certaine que cela ne saurait tarder ! Et puis, regardez le chemin parcouru et tous les efforts dont vous avez su faire preuve. Vous pouvez être fière/fier de vous ! Alors, continuez à suivre la phase de croisière en reprenant les idées de menus ou bien recommencez la phase d'attaque pendant 1 semaine afin de redynamiser votre perte de poids.

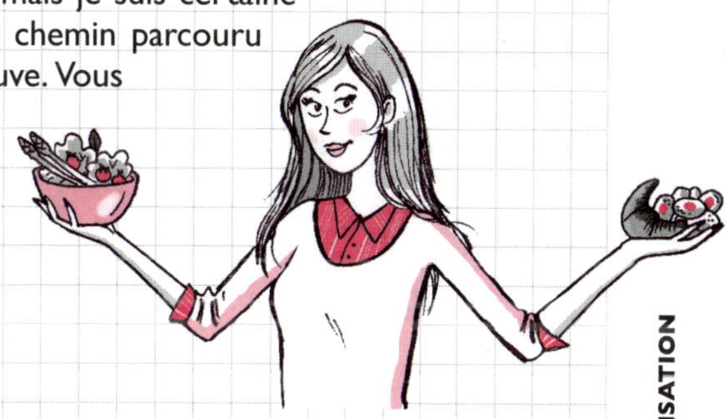

Le yo-yo ? Non, merci !

Perdre du poids est une chose, garder son poids de forme en est une autre ! L'erreur n° 1 de nombreux candidats au régime consiste à reprendre les anciennes habitudes alimentaires dès l'objectif atteint... et c'est la reprise de poids assurée ! Pour éviter le désastreux effet yo-yo, vous devez absolument passer par une phase de stabilisation : il s'agit d'une période de transition où la vigilance est de mise afin d'enterrer définitivement les kilos perdus !
En pratique, vous devez adopter de bons réflexes sur le long terme. Bref : une bonne hygiène de vie vous attend !

10 clés pour une stabilisation réussie

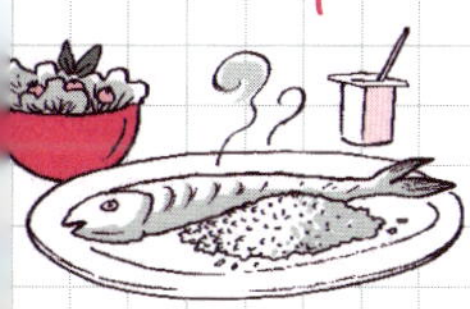

1 Structurez votre alimentation en 3 repas par jour !

Petit déjeuner, déjeuner et dîner : c'est la formule gagnante ! Le must : un petit déjeuner de roi, un déjeuner de prince et un dîner de mendiant.

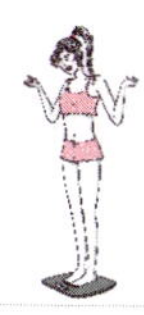

❷ Commencez vos déjeuners et dîners par une crudité ou un potage

Les crudités calment la faim grâce à l'effort de mastication qu'elles demandent, et les soupes ont le même effet en remplissant l'estomac. Effet coupe-faim assuré !

❸ Mangez lentement et arrêtez de manger lorsque vous n'avez plus faim

Écoutez bien vos sensations de satiété ! Même s'il s'agit d'aliments à IG bas, les excès iront directement alimenter vos réserves de graisses !

❹ Choisissez des aliments à IG moyen (< 50) ou bas (< 35) le plus souvent possible

Les aliments à IG bas et moyen doivent rester la base de votre alimentation : fruits et légumes, riz complet, pâtes cuites *al dente*…

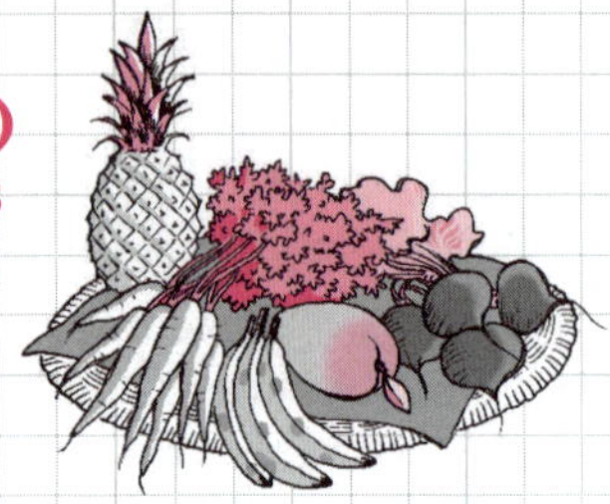

❺ Si vous mangez un aliment à IG élevé (50 < IG < 70) ou très élevé (> 70), associez-le à un aliment à IG bas

Vous pouvez réduire l'IG global du repas en associant les aliments à IG élevé et bas (frites + salade verte, riz blanc + ratatouille…). Dans l'idéal, l'aliment à IG bas doit être en quantité plus importante dans l'assiette, et non l'inverse !

❻ Bannissez le grignotage !

Mieux vaut vous accorder une petite pause gourmande : un thé avec un carré de chocolat noir à 70 % de cacao et un fruit frais ou un fromage blanc…

❼ Buvez de l'eau !

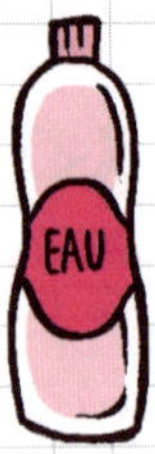

L'alcool, c'est pour le week-end et les fêtes, quant aux sodas, ils sont à bannir ! Au quotidien, ayez toujours votre bouteille d'eau à portée de main.

❽ Pensez au citron !

Sans avoir un effet miraculeux, en cas de repas à IG élevé (voire très élevé !), le citron fait quand même baisser de 25 % l'IG global, ce qui n'est pas négligeable…

❾ Limitez votre consommation de graisses

Soyez logique : charcuteries, pâtisseries, cacahuètes et autres aliments riches en graisses ne doivent pas figurer au menu tous les jours !

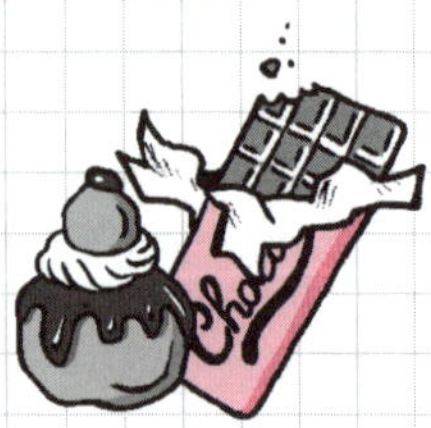

❿ Ayez une activité physique régulière

La réussite d'une stabilisation passe aussi par la pratique d'une activité physique régulière ! Je vous l'avais dit : ce n'est pas fini !

Combien de temps doit durer la phase de stabilisation ?
Idéalement, la phase de stabilisation doit durer le même temps que la phase de perte de poids. Si vous avez suivi mon programme pendant 4 semaines, comptez également 4 semaines pour la stabilisation.

Comment bien gérer les écarts pour stabiliser mon poids ?

Maintenant que vous avez la silhouette que vous souhaitiez, vous serez davantage tenté(e) de vous faire plaisir et aurez envie de manger quelques petites douceurs sucrées… C'est tout à fait légitime ! Et puis, vous ne pouvez pas toujours vivre en vase clos : les invitations, les apéros improvisés avec des amis ou une bonne glace dégustée sur la plage, tous ces petits plaisirs font partie de la vie, ponctuée de tentations et de petits (ou gros) écarts !

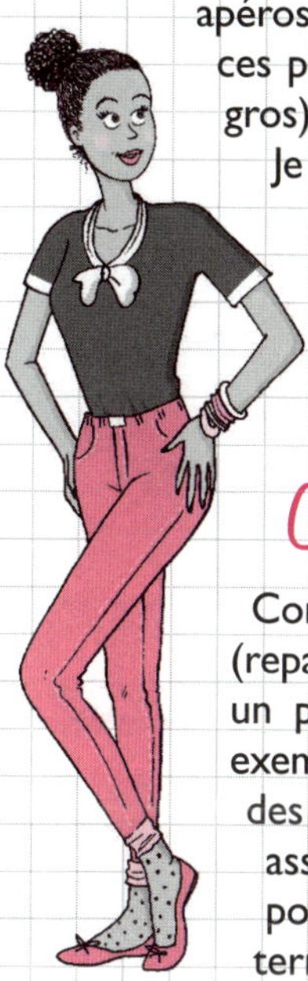

Je vous rassure tout de suite : les écarts sont possibles durant la phase de stabilisation à condition qu'ils ne soient pas trop répétitifs ! Et puis, il y a écart et écart : quelques rondelles de saucisson au déjeuner passeront incognito, tandis qu'un repas composé d'une pizza aux 4 fromages et d'une grosse part de fondant au chocolat, ce serait déjà plus compliqué !

Comment faire en pratique ?

Compensez chaque gros écart (repas arrosé, gras et sucré) par un petit repas à IG très bas. Par exemple, prenez des crudités ou des légumes cuits légèrement assaisonnés, accompagnés de poisson ou de jambon blanc et terminez par un laitage nature.

Au début de la stabilisation, autorisez-vous deux « repas plaisir » maximum par semaine, compensés par des repas plus légers.

Lorsqu'on fait un gros écart, notre appétit se met en général en berne au repas suivant. Profitez-en pour manger léger !

Et si je reprends du poids ?

Surtout, n'attendez pas d'avoir repris 3 kilos pour réagir ! Surveillez votre poids régulièrement (une fois par semaine suffit, inutile d'être obsédé par la balance !) et reprenez les menus de la phase d'attaque ou de la phase croisière dès que l'aiguille de la balance oscille du mauvais côté !

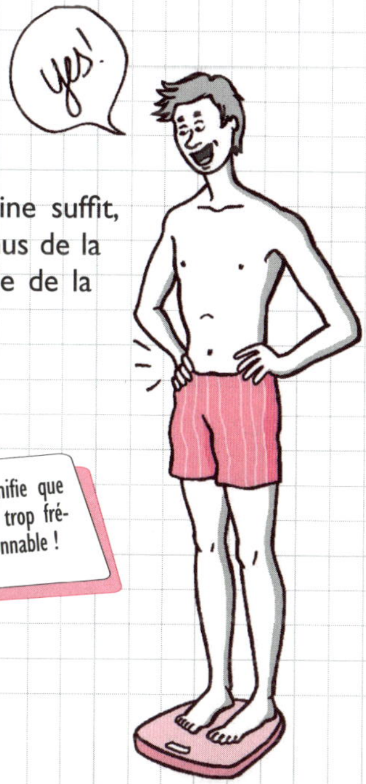

Si vous avez repris du poids, cela signifie que vos écarts sont trop nombreux et/ou trop fréquents. Soyez donc un peu plus raisonnable !

Je pratique une activité physique régulière

L'activité physique est une clé essentielle dans la stabilisation du poids après un programme minceur. Et puis, le plus important, ce n'est pas de maigrir, c'est de perdre du poids de manière durable !

Peut-on compenser les écarts par de l'activité physique ?

Oui, c'est possible ! Les sucres et les graisses consommés en excès n'auront pas le temps d'être stockés puisqu'ils seront directement utilisés comme carburant par les muscles. Les excès de table peuvent donc être largement compensés par une activité physique, à condition que celle-ci soit suffisamment gourmande en calories : une simple marche d'une demi-heure (même si elle a des vertus digestives !) ne sera pas suffisante pour brûler vos excès de table… contrairement à une bonne séance de natation ou de tennis !

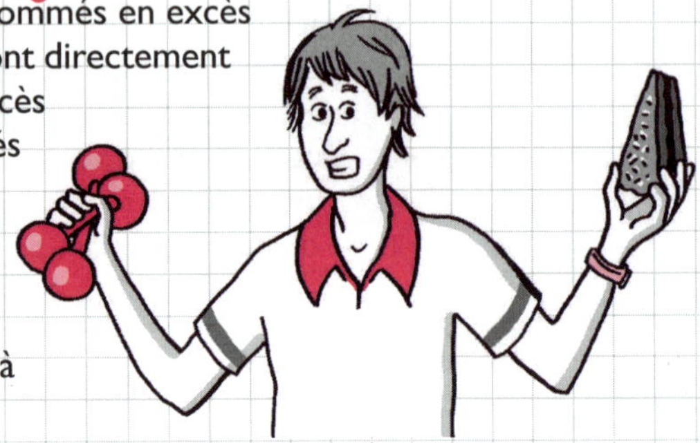

Une activité durable !

Et si vous vous dépensiez sans y penser ? Il s'agit d'augmenter votre dépense énergétique au quotidien en dehors des activités physiques traditionnelles. Toute activité sollicitant les muscles (marcher, mais aussi bricoler, cuisiner…) augmente la dépense énergétique de l'organisme : n'attendez pas votre séance de sport pour bouger !

La dépense énergétique moyenne de quelques activités de loisirs

Activité	Calories dépensées par heure (en moyenne)
Billard	130
Golf	150
Bowling	150
Promenade	150 à 200
Bricolage	150 à 200
Jardinage	200 à 250

À titre de comparaison, nous dépensons environ 60 Kcal/heure en dormant et seulement 80 Kcal/heure en restant assis !

Notez ici les activités de loisirs que vous pouvez pratiquer régulièrement :

……………………………………………………………

……………………………………………………………

……………………………………………………………

……………………………………………………………

……………………………………………………………

Lorsque vous êtes devant un écran (télévision, tablette, ordinateur), la dépense énergétique est très faible. Limitez donc ces activités trop sédentaires !

Je n'oublie pas de me faire plaisir !

Les petits plaisirs de la table

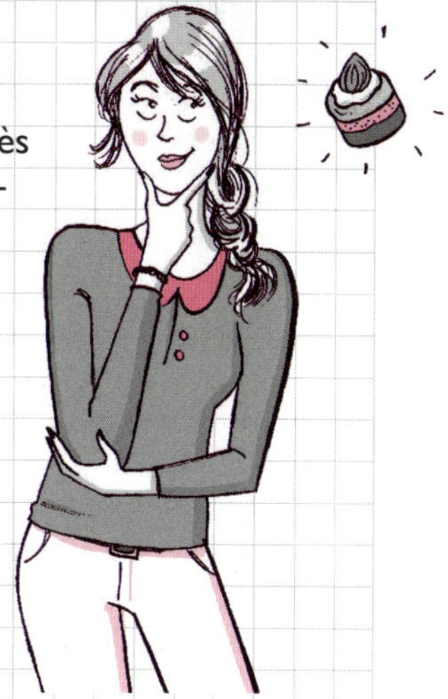

Quand on est gourmand, manger est un plaisir. Et ce plaisir est très important en période de perte de poids comme en période de stabilisation : en effet, lorsqu'on mange ce qu'on aime, on est plus vite rassasié. Pourquoi ? Parce que le cerveau déclenche rapidement les hormones du plaisir qui réduisent les sensations de faim et accentuent l'effet de satiété.

Ainsi, lorsqu'on prend du plaisir à manger, on réduit spontanément les quantités de nourriture. Le tout est d'apprendre à être attentif à ce qu'il y a dans votre assiette, à savourer plutôt qu'à engloutir, et à écouter les signaux de satiété que votre estomac ne manquera pas de vous envoyer (oui, ces petits tiraillements dans le ventre, c'est bien ça !). Voici des astuces qui vous éviteront de vous resservir machinalement.

Faites l'expérience du goût et des saveurs

Choisissez votre plat préféré et servez-vous-en une bonne assiette. Mais ne soyez pas pressé(e) de l'engloutir ! Commencez par le « manger avec les yeux » et par le humer. Puis prenez le temps de le goûter… Savourez-le comme si vous deviez ensuite faire une description minutieuse de son goût et de sa texture à votre meilleur(e) ami(e). Faites des pauses, appréciez chaque bouchée… Et arrêtez-vous de manger lorsque vous trouvez le plat moins bon, même s'il en reste encore dans l'assiette !

Stop aux compulsions !

Vous l'avez certainement remarqué : les envies (de chocolat, de saucisson, de glace…) se déclenchent quand on surveille de très (trop !) près son alimentation et que l'on s'interdit constamment les petits plaisirs. Résultat : on se sent frustré et on finit toujours par craquer, avec les sentiments de culpabilité et de mauvaise estime de soi qui en découlent… Alors, dites STOP ! Faites-vous plaisir et pensez simplement à savourer !

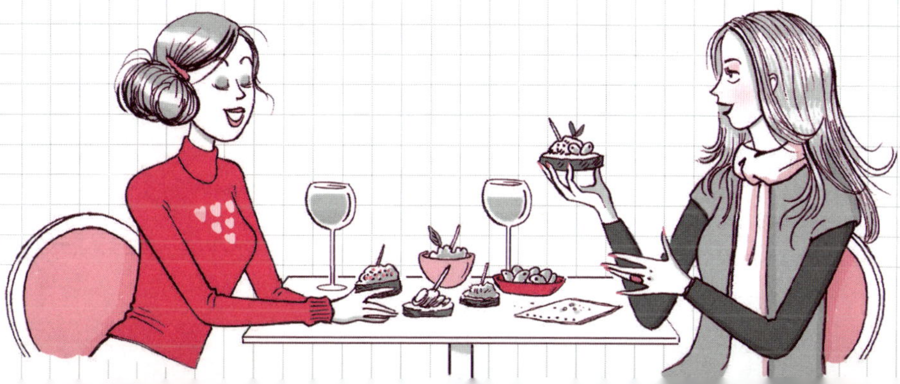

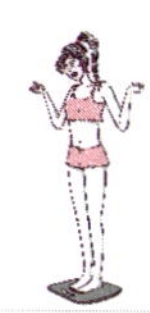

Mon équilibre minceur à IG bas

Voici un petit mémo (à découper et à accrocher sur votre réfrigérateur) pour la phase de stabilisation :

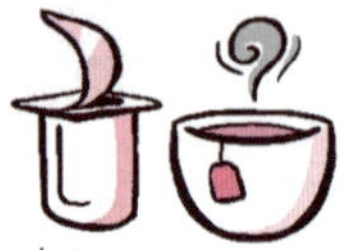

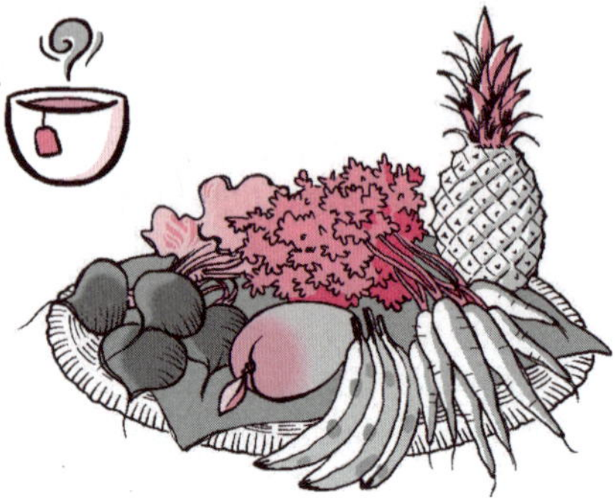

Mon petit déjeuner

- 1 boisson chaude (+/ – sucre à IG bas)
- 2 tranches de pain complet ou semi-complet + beurre OU 1 petit bol de müesli sans sucre
- 1 laitage nature
- 1 fruit frais (à garder éventuellement pour une collation à 10 heures)

Mon déjeuner

- Des légumes crus et/ou cuits à volonté
- 1 part de viande OU de poisson OU des œufs OU du jambon
- Des céréales à IG moyen de préférence : pâtes *al dente*, riz complet…
- 1 morceau de fromage OU 1 laitage nature
- 1 fruit OU 1 compote
- Du pain complet ou semi-complet

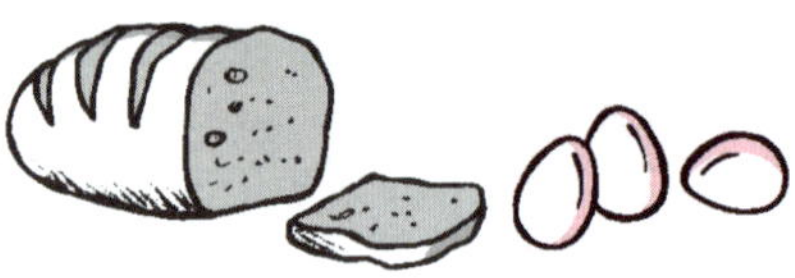

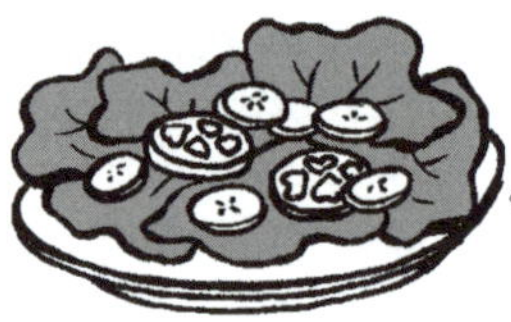

Veillez bien à limiter les ajouts de matière grasse !

Mon goûter (en cas de petit creux)

- 1 boisson
- 1 laitage nature + son d'avoine OU 1 fruit frais OU 1 tranche de pain complet + beurre

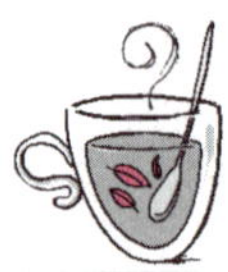

Mon dîner

- Du pain complet ou semi-complet
- Des légumes crus et/ou cuits à volonté
- 1 part de viande OU de poisson OU des œufs OU du jambon
- Des céréales à IG moyen de préférence : pâtes *al dente*, riz complet…
- 1 laitage nature
- 1 fruit ou 1 compote

Notez que les céréales ne sont pas indispensables au dîner !

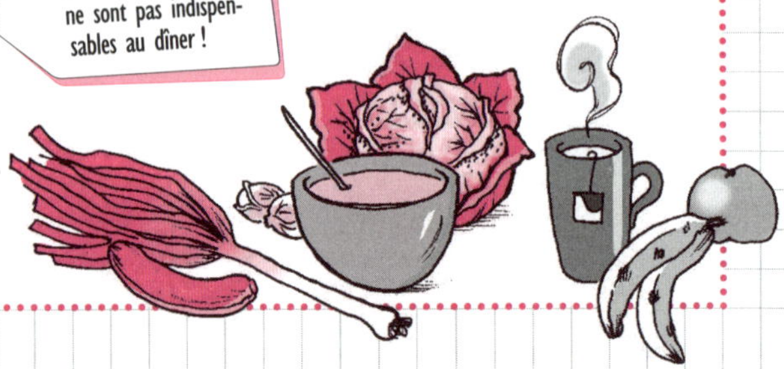

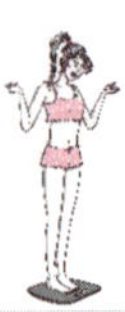

Conclusion : Pérennisez vos efforts !

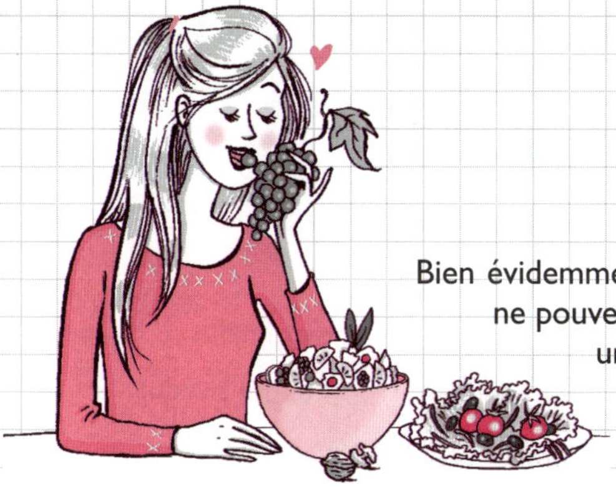

Bien évidemment, une fois la phase de stabilisation terminée, vous ne pouvez pas revenir à vos anciennes habitudes. Réfléchissez un instant : la stabilisation, c'est l'absence de reprise de poids. Vous devez donc absolument conserver de bonnes habitudes ! Pour cela, variez vos repas, bougez et faites-vous plaisir, c'est la clé de l'équilibre ! Et ne pensez pas « régime », puisque ce n'en est pas un au sens où vous le concevez ! L'objectif n'est pas de s'interdire définitivement les aliments à IG très élevé, mais d'apprendre à maîtriser leur consommation et à équilibrer vos repas en compensant systématiquement vos écarts pour réduire leur impact sur votre silhouette.

La bonne nouvelle, c'est que si vous adoptez définitivement de bonnes habitudes, vous n'aurez plus jamais besoin de suivre de régime… Adieu les kilos ! Terminé les privations et l'angoisse de la balance !

« Manger est un besoin, bien manger est un art ! » disait La Rochefoucauld. Il avait bien sûr raison… Et je dirais même : bien manger, c'est notre capital santé !
Cette méthode utilisant les IG bas n'est pas seulement un programme brûle-graisse, il s'agit d'une véritable alimentation-santé, qui vous permet de faire le plein chaque jour de nutriments essentiels : vitamines, fibres, minéraux, acides gras essentiels et antioxydants…

Vous avez perdu du poids ? Tant mieux, puisque tel était votre objectif ! Mais sachez que l'alimentation utilisant les IG bas permet aussi d'améliorer ses performances sportives (surtout les activités d'endurance) et protège même des maladies cardio-vasculaires et de certains cancers !

Bonne continuation sur le chemin de l'équilibre !

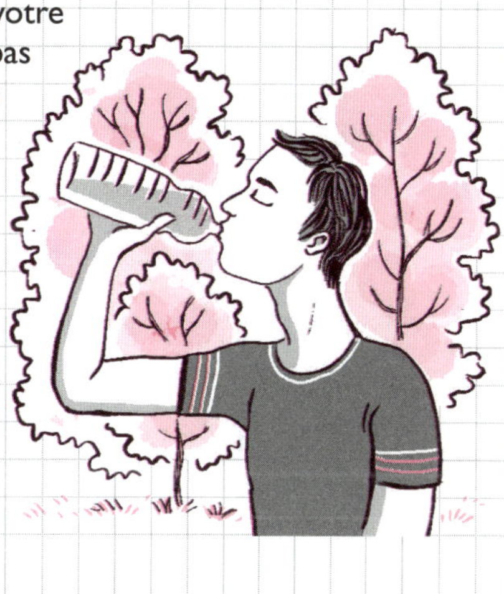

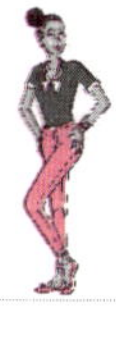

Mes notes perso

Mon nouveau poids à la fin de mon programme brûle-graisse :

……………………………………

Nombre de kilos perdus : ……………………………………

Mes nouvelles mensurations :

Tour de taille : …………………………………… soit ……………………………………cm perdus.

Tour de hanches : ……………………………………, soit ……………………………………cm perdus.

Tour de cuisse : ……………………………………, soit ……………………………………cm perdus.

Comment est-ce je me sens depuis que j'ai perdu du poids ? (Les superlatifs sont conseillés !) :

……………………………………………………………………………………………………

……………………………………………………………………………………………………

……………………………………………………………………………………………………

Les changements alimentaires que je peux mettre en place durablement :

……………………………………………………………………………………………………

……………………………………………………………………………………………………

……………………………………………………………………………………………………

……………………………………………………………………………………………………

Mes objectifs aujourd'hui (dans ma vie personnelle et professionnelle) :

……………………………………………………………………………………………………

……………………………………………………………………………………………………

……………………………………………………………………………………………………

……………………………………………………………………………………………………

Notes perso :

……………………………………………………………………………………………………

……………………………………………………………………………………………………

……………………………………………………………………………………………………

……………………………………………………………………………………………………

……………………………………………………………………………………………………

……………………………………………………………………………………………………

……………………………………………………………………………………………………

Carnet d'adresses

Pour trouver des produits à IG bas, notamment des graines de sarrasin, du petit épeautre, du riz basmati complet, mais aussi du sucre de coco ou du sirop d'agave… dirigez-vous vers les magasins bio ! Vous en avez certainement un près de chez vous.
Vous pouvez aussi acheter des produits sur Internet et vous faire livrer chez vous ou en point relais. Voici quelques sites sélectionnés spécialement pour vous :
www.greenweez.com
www.naturalia.fr
www.leportailbio.onaturel.fr
www.iletaitunenoix.com (graines et oléagineux)
Visitez le portail officiel de la méthode Montignac, fondée sur les index glycémiques bas : vous y trouverez les IG par aliment. Vous pouvez aussi commander des produits à IG bas dans la boutique : www.montignac.com/fr
Et, pour terminer, mon blog personnel : www.passionnutrition.com
Vous y trouverez de nombreux articles sur l'art de bien manger, des conseils pratiques et des recettes gourmandes !

Bibliographie

- Marie-Laure André, *L'Index glycémique. Le guide minceur et santé*, Jouvence, 2014.
- Marie Chioca, *60 desserts à indice glycémique bas*, Artémis, 2011.
- Marie Chioca, *Recettes à IG bas, 60 recettes salées et sucrées*, Artémis, 2013.
- Anne Dufour & Carole Garnier, *Mes petites recettes magiques antidiabète*, Leduc.S, 2011.
- Michel Montignac, *IG Régime Index Glycémique*, Alpen, 2013.
- Michel Montignac, *100 recettes et menus*, J'ai lu, 2009.
- Pierre Nys, *Ma bible IG*, Leduc.S, 2014.

Remerciements
Je remercie sincèrement Juliette Collonge pour son aide précieuse et ses conseils avisés lors de l'élaboration de ce *Cahier brûle-graisse*.
Merci également à Mademoiselle Ève et à Isabelle Maroger pour leurs illustrations sans lesquelles ce cahier n'aurait pas la même saveur !
Enfin, je remercie toute l'équipe des Éditions Solar.

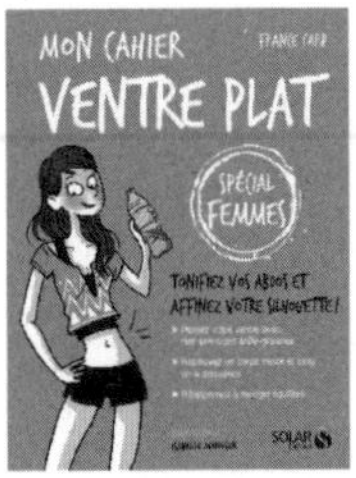

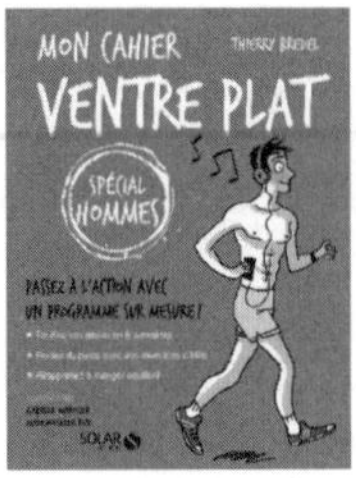

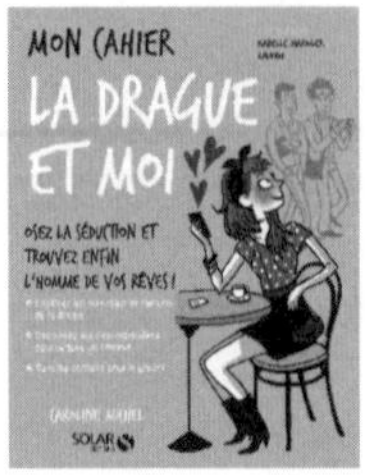

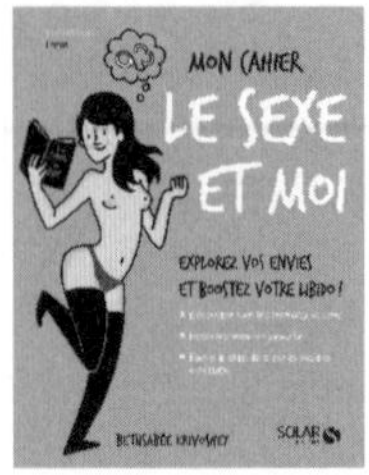

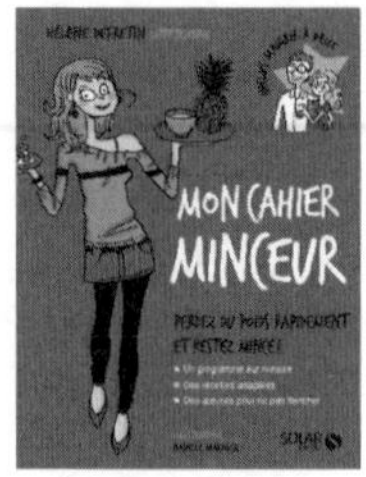

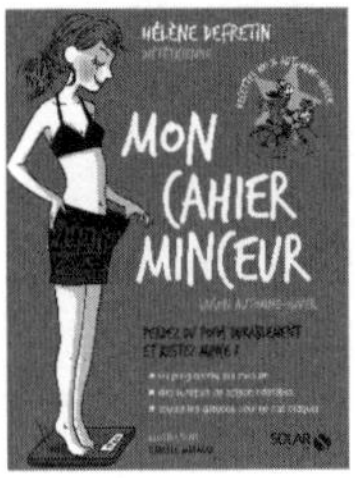

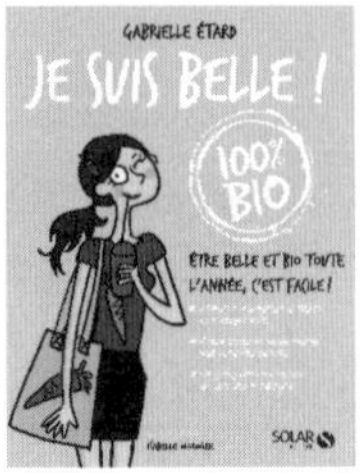

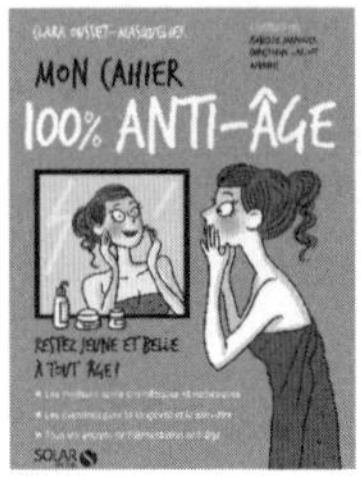

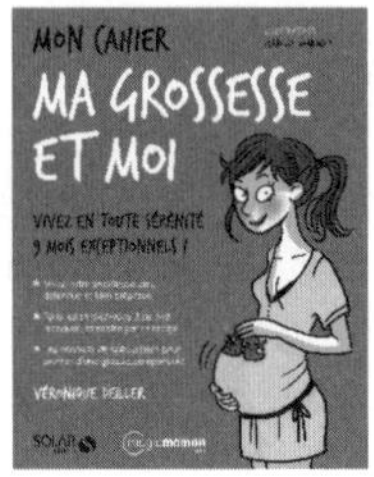

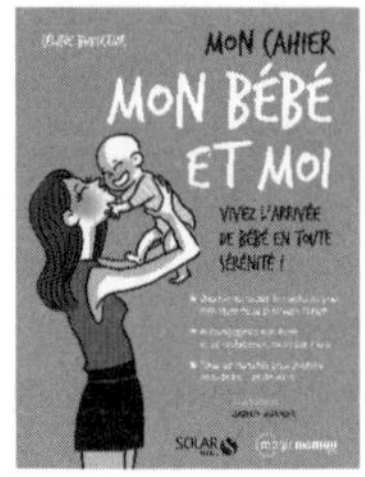

Direction
Jean-Louis-Hocq
Direction éditoriale
Suyapa Hammje
Direction de collection
Juliette Collonge
Édition
Iris Odier
Correction
Christine Cameau
Couverture
Stéphanie Brepson
Mise en page
Nord Compo
Fabrication
Céline Premel-Cabic

ISBN : 978-2-263-06911-6
Code éditeur : S06911/05
Dépôt légal : mai 2015
Imprimé en France par Laballery - 607181

Solar | un département place des éditeurs